頸椎回正

最新修訂版！

每天在家70秒，

躺著就會好的自然整復療法

神奇自癒操

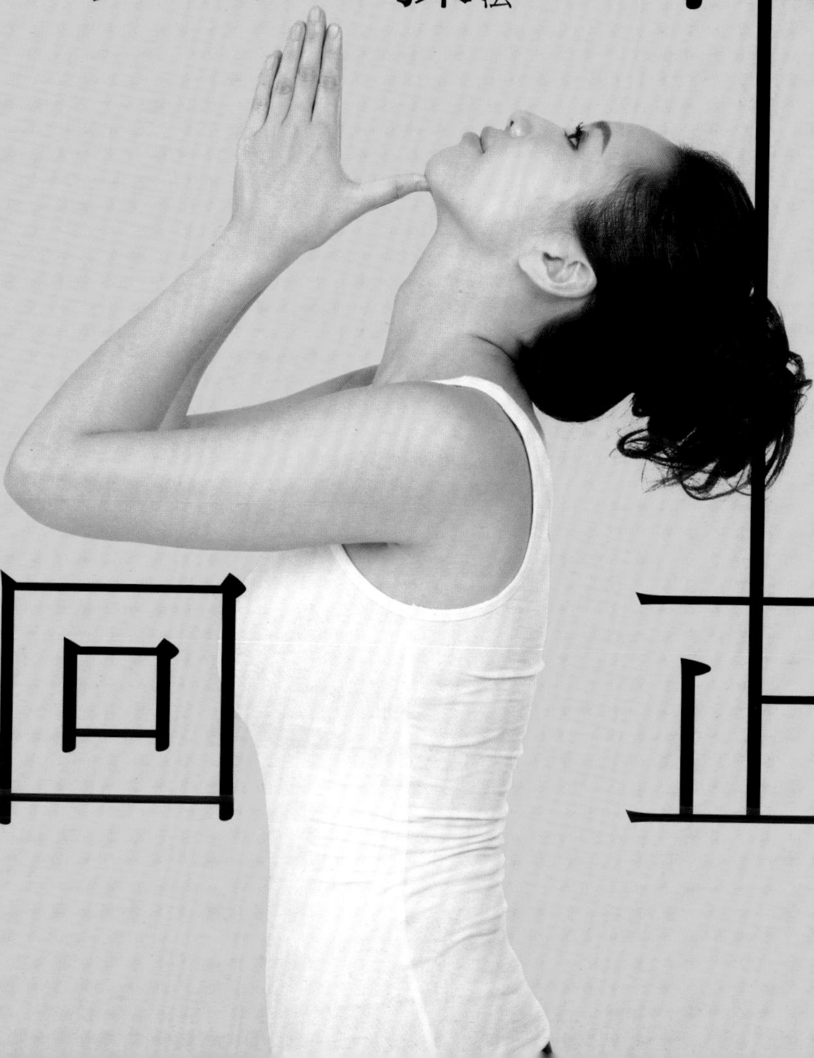

作者自序

自己的身體要自己瞭解

也許太早看武俠小說了，童年時，我總有種夢想：希望變成俠女，幻想著某天掉到山谷裡被一個白鬍子老公公救起，不但習得師傅的絕學，而且還得到一本祕笈，從此武功蓋世，然後回到家就能打敗我老是打不贏的弟弟（小小孩嘛，是有點胸無大志）。就跟許多人一樣，長大後那些天馬行空的童年願望，常常就會被淡忘。

因為愛說故事，所以想要成為節目主持人，於是北上就讀傳播科系，朝著自己的理想前進。畢業後，也順利地走上廣播的道路，當時媒體尚未開放，傳播的工作機會有限，僧多粥少，也為了增強自己的戰鬥力，從小助理開始磨練起，還主動向電台前輩爭取，讓我當幕後製作，從採訪、撰稿到成音，統統一手包辦。

總是日以繼夜地工作，全心衝刺，於是常忘了吃，忽略了休息，經常處於高度緊繃的狀態。這時的我，仗著年輕就是本錢，不把熬夜當一回事，終於，身體反撲了：「你不理我？那我們走著瞧！」

我永遠記得那個夜晚，我因為身體滾燙而醒來，還止不住地天旋地轉。後來，緊急就醫，只知道是免疫系統出問題，但住院好多天，過著白老鼠人生，做了好多檢查，還是查不出原因。最後，只好服用類固醇，於是月亮臉、水牛肩成為伴手禮，身體虛得如棉絮飄飄，但意識卻空前清楚。什麼是心有餘而力不足，我算是深刻地領教了。

焦慮，因為不知自己的身體何時會恢復；沮喪，很多年輕人都在加班熬夜，為什麼是我生病；生氣，連自己的身體怎麼了都不明白；害怕，因為醫生建議我轉行去做比較沒有壓力的工作。

就因為很想知道自己的身體怎麼了，開始對醫學的知識產生好奇。也許是上天垂憐，貴人相助。在身體比較穩定後，我竟接到個醫學帶狀的廣播節目：一小時訪問西醫，一小時訪問中醫。在那段時間接觸了多位醫師或專家，開始累積許多醫學知識，也聽到很多現代醫學的治療方式，但從小就怕打針、怕吃藥的我，總在心中幻想著如果這世上有種治療方式，可以不必讓身體付出那麼多疼痛代價，就能恢復健康，那該有多好。

在這期間，我因為腳踝扭傷，屢治不癒很困擾，有人說要帶我去找一個很厲害的老師，我半信半疑跟著去。

瞧瞧，初見董振生老師時，他的模樣看起來跟高中生沒兩樣，實在沒什麼說服力，跟我想像中應該要仙風道骨、長鬚飄飄的造型，實在相去甚遠，但我注意到，每個人進來時愁眉苦臉，離開時，卻是歡頭喜面，這勾起了我強烈好奇心。

這位說自己只是個「拳頭師」的人，竟然能將來人的身體發生了什麼事，說得清清楚楚，即使不識字的阿嬤也聽得懂，若非醫學帶狀節目的歷練，我不會知道這是多麼難得的能力。

重點是，在調整的過程中，沒有拗來拗去的動作，也沒有想像中必須的疼痛，他好像沒做什麼，只是指導我做些動作，就這樣，腳踝好了！天啊！他是怎麼辦到的？

而且，他還說我的脾臟腫大，會影響造血功能，也導致後來的免疫系統叛變，就這樣，先前那個緊急住院，做了無數檢查，還吃了一年類固醇還搞不定的問題，只是透過簡單的徒手調整，以及修正生活作息與飲食習慣，竟然好了。

於是，我的職業病發作，開始追問一大串的為什麼？為什麼？像一個興奮得停不下來的小孩。

董老師說他只是個輔導者，整體的概念叫做「體勢釋放」，只要用溫和的方式，誘發人們的自癒機制，回歸到原本正常的姿態，很多症狀就能迎刃而解。

後來，我乾脆在節目中開了一個小單元：杏林草堂。就是聊聊生理學的小知識，沒想到成了節目中最受歡迎的部分，也開啟了我的學習之旅。

最初，我只是抱著聽故事的心態，跟在董老師旁邊，聽他怎麼跟人解說、示範動作，我更注意觀察，來者對自己身體發生的一切是怎麼看待的。我一直以為自己是個知識的傳播者，從未想過我也能助人健康。

直到有一天，我看見我老媽一直甩著她的手，說會痛還會麻，六十歲才開始學電腦的她，現在各式文書處理難不倒她，而且 power point 做得嚇嚇叫，那幾天她大量的時間都在低著頭使用電腦。看她不適的表情，邊做事邊甩手，我開始努力回想：如果是董老師，他會怎麼做？

我判斷，她是因為頸椎壓迫，才會手麻手痛。我試著幫她做些簡單按摩，引導她做些動作，不知不覺中，老媽竟然說她好多了，手不痛也不麻了。而且，老媽是氣功高手，後續她便自行調理，完全解除了症狀。

那時，我才意識到，自己早已經學會了一些很簡單但有效的方法，所以才會有了想要跟更多人分享的念頭。

回首來時路，我不禁感謝當年那場怪病。的確，我好像跌落了山谷，也遇見了貴人相助，但沒想到，不是白鬍子老公公，而是一個凍齡的博士「嬰仔仙」。

作者簡歷

杏林說書人——黃雅玲

從小就是個好奇心重，愛打破沙鍋問到底的人。小時候體弱常看醫生，怕痛的我，為了逃避打針吃藥，時常想盡各種辦法逃避，但最後還是得束手就縛！

長大後成為廣播主持人，滿足了老愛問「為什麼」的習性，再加上一場莫名的怪病，從此踏上醫學與占星學的探索之旅！因為工作緣故，採訪過多位中、西醫，習慣用淺顯的方式去解釋艱澀的醫學理論，也因為小時候的經驗，特別喜歡與人分享「不痛，非侵入性又不用吃藥的恢復健康方法」，而寫書，就是我實踐的開始。

廣播經歷摘要：

曾在中廣流行網、新聞網、寶島網、服務網以及健康電台主持節目

曾獲文建會優良廣播文化節目 優等獎

金鐘獎教科文 民俗藝文節目獎 配音獎 入圍

指導人推薦序

人人可以擁有解除身體不適的能力

人人可以擁有解除身體不適的能力！還有比這個更值得學習的常識嗎？

雅玲老師透過長時間的訪問醫療工作者，發現多數患者的疼痛和功能受限是由於軟組織損傷和功能障礙所致，同時選擇藥物或手術方法來治療疼痛和挽救功能障礙的需求與日俱增。究竟其原因發現：因為喜好運動的高齡人口增加，娛樂性活動的普及，使用電腦產品人數的增長以及交通事故人數增多等。

而雅玲老師撰寫本書的目的，是滿足日益增長的軟組織損傷和功能障礙自我痊癒訓練課程的需要，特別是在骨骼肌肉系統疼痛和功能障礙治療方面的需要。

本書也試圖寫成一部輕氣功治療師的教科書，同時也為推拿治療師、身體治療工作者、民俗療法師、物理治療和輔助人員、運動教練及其相關健康工作者提供參考。

這些技術是20年來，軟組織損傷、功能障礙治療臨床經驗和傳統氣功研究的最新科學進展的部分組成。這些技術做起來相當容易，可以立即體驗到身體取得改善能力。

雅玲老師藉著其作為一個輕氣功教練與醫療訪問工作者的雙重身分，以她自己親身體驗，大大地擴展了身體自我療癒這塊養生醫學領域的深度與廣度。

我很榮幸能為讀者指導本書，希望你們能夠透過本書，發現體內天然存在的緩解疼痛能力，獲得更大程度的舒適與健康，同時也希望大家透過這些簡易的輕氣功釋放技巧，發覺源自體內的「自我痊癒潛能」，找回心靈、身體與精神的完整性。

湖南中醫藥大學　針灸推拿學博士　董振生

CONTENTS 目錄

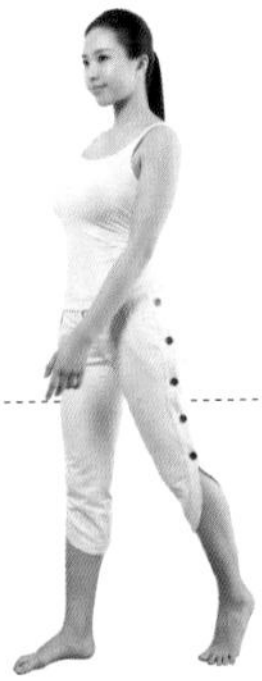

第三章 和腰酸背痛說再見 自我檢查法＋馬上減痛法＋頸椎回正自癒操

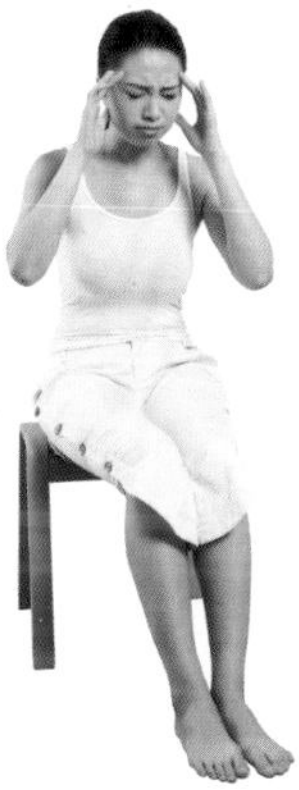

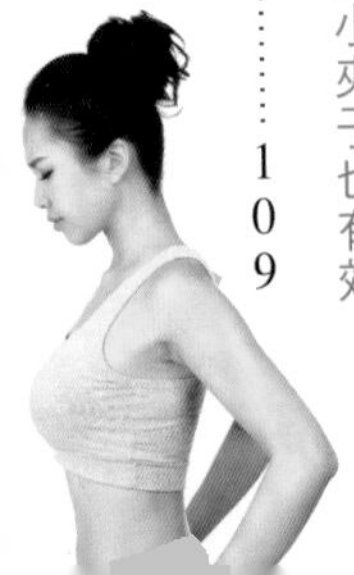

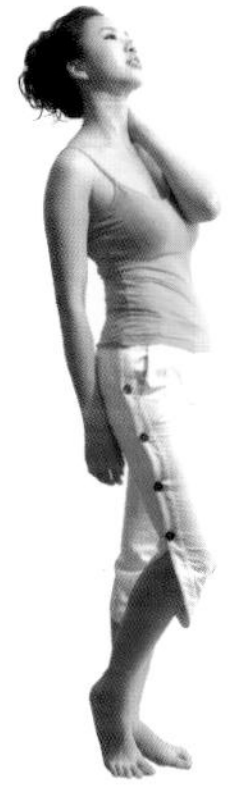

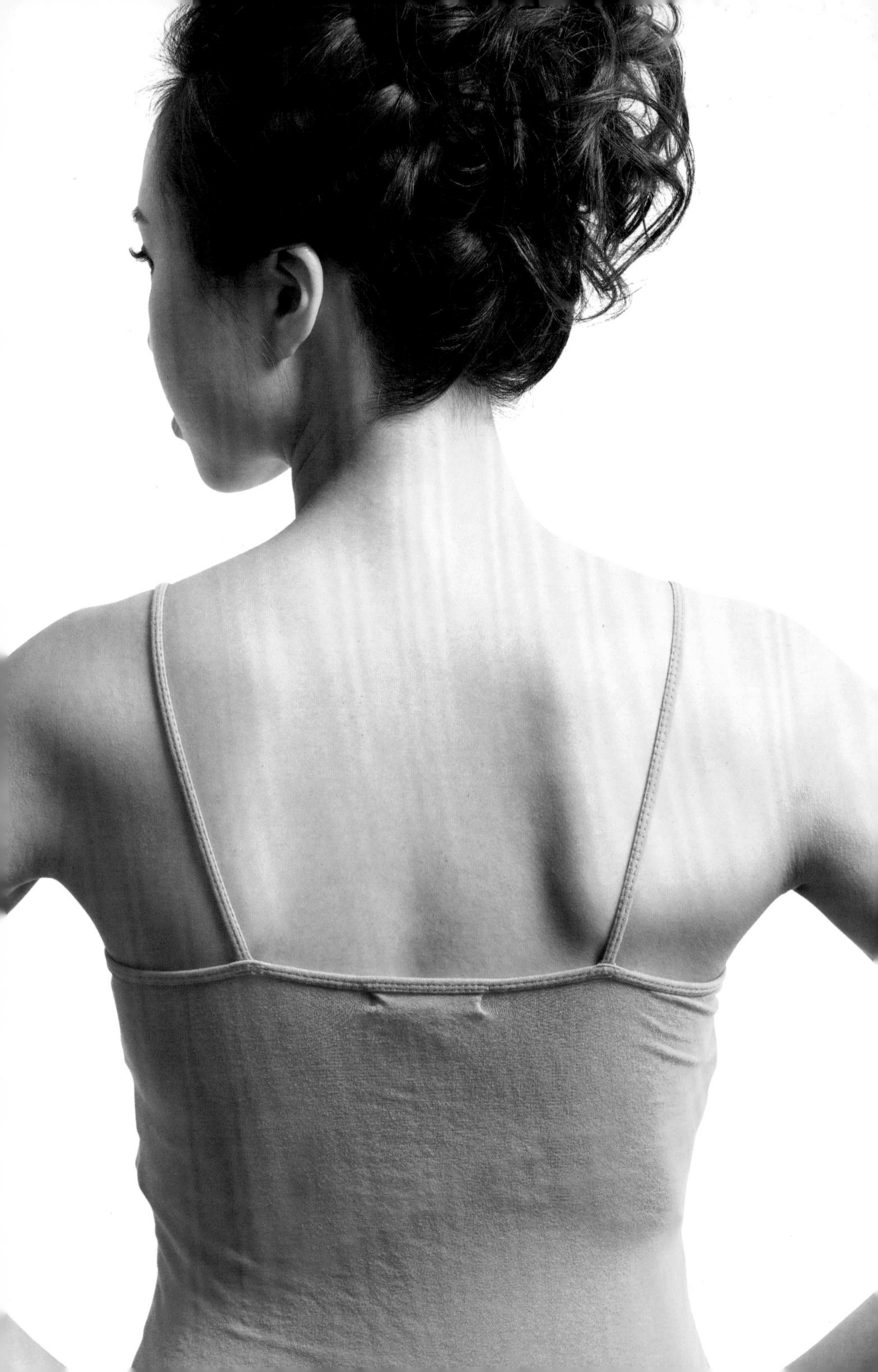

Chapter 1

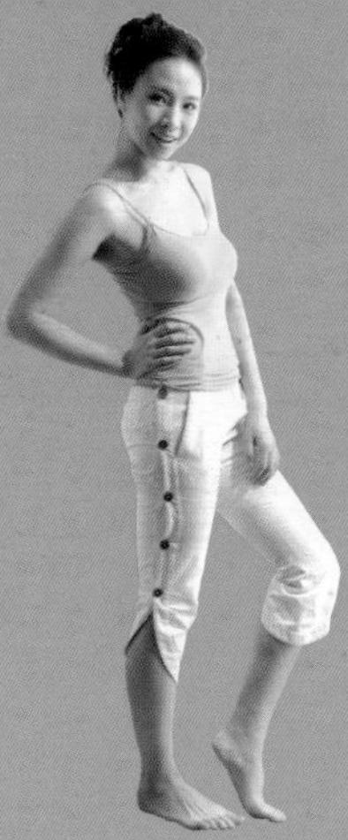

90%的酸痛源頭 是頸椎被壓迫的求救訊號！

頸椎不老化才健康

學理篇

經絡、血管、神經全部經過頸椎，一受壓迫酸痛就出現

頸椎是身體經絡、血管、神經的中央走廊

我們身體所有的經絡、血管、神經都會經過脖子，況且，這裡還接近攸關性命的延腦，所以，別說因撞擊或疾病的影響而壓迫，光是脖子歪了，就能讓病毒們找到開派對的機會，成為它們危害人體的最佳溫床。

人的老化跟脖子有很大關係，先是血液不暢通，神經被拉動，經絡運行不力。接下來，內臟也被牽連，抵抗力下降、提早老化，身體健康開始拉警報。

工作、讀書、休閒娛樂、繪畫、手工藝，都有可能傷害頸椎

現代人要歪脖子，簡直是家常便飯，尤其是久坐辦公室，眼睛總是盯著電腦，工作壓力大。3C產品的便利，造成了許多低頭族，動不動就低頭滑手機人，更是頸椎受壓迫的危險群，而整天低頭讀書的學生，愈讀頭愈低，也是頸椎容易出狀況的人。

根據許多觀察記錄，我們發現容易有頸椎壓迫問題的人，大略有以下特點：求好心切、自我要求高、工作壓力大、個性容易緊張、上班族、勞動工作者、電腦長期使用者、情緒障礙者。當然，這並不表示，除了上述這些人以外，就不會有頸椎問題。

別以為只有工作、讀書、滑手機，才會讓頸椎受傷，有些你以為是在療癒心靈的休閒活動，在不知不覺中，也有可能傷害你的頸椎，像是靜態的看小說、漫畫，女生喜愛的縫布娃娃等手工藝，甚至近期流行起來的紓壓繪畫本，姿勢不良，時間過長都易引起頸椎受傷的隱憂。

頸椎、胸椎、腰椎，到骨盆腔，一歪全倒，連鎖反應出狀況

雖然，頸椎受壓迫不是什麼大毛病，但它卻大大影響生活，如果不盡快根治這些問題，長久下來，一定會影響到其他的部位。

這是因為人體所有的經絡都會通過頸椎，一旦頸椎出了問題，所有的經絡都有可能跟著受到影響，而我們的脊椎各部位更是互相影響的，從頸椎、胸椎、腰椎，到骨盆腔，只要有一個部位出了狀況，其他部位就會像是骨牌效應般，跟著酸痛了起來。所以，當你覺得脖子有些酸痛時，千萬不要認為只是脖子酸痛而已，日積月累，你可能會開始感到胸悶、腰酸，甚至連走路都會莫名拐到腳了。

學理篇

90%酸痛原因來自姿勢不良，頸椎拉扯，必須馬上「調整」

別輕忽經常性的酸痛，這是身體在發警報

絕大多數的人，誰沒有過這裡酸、那裡痛的，只是許多酸痛不是因為疾病引起的，所以，我們比較不會那麼擔心，也不覺得需要馬上就診，常常自己貼個藥膏或噴些酸痛噴劑就好了。有些人甚至安慰自己將吃苦當作吃補，忍一下就會過去了。

後來，開始發現這經常性的酸痛一副要來 long stay 的樣子，而且真的影響生活品質，於是，去做各種檢查，卻看到數據報告客觀冷靜地告訴你：「一切正常！」你有種啞巴吃黃蓮的感受：「我明明很不舒服，但機器說我沒事。」

甚至檢查到了後來，醫生直接說要幫你轉診至身心科，於是，你「感到萬分沮喪，甚至開始懷疑人生」。

頸椎的老化及病變不可逆，及早保養人才健康

頸椎具有支撐頭部重量的功能，也讓我們的頭部能夠依照自己意識而自由活動，更可以保護脊椎神經，讓它們在傳遞訊息時，不會有所阻礙。因此，活動量很大的頸椎，稍有不慎，就有可能受傷和發生病變。

頸椎對身體造成的影響，可大可小，當然，人們對於疼痛的耐受度也大不相同，但是，頸椎和身體其他各椎體一樣，其老化和病變都是不可逆的。

因此，我們應該在頸椎尚未發生病變，也就是在它還沒有長出任何的骨刺等不該出現的東西時，就好好保養，以免真的長出骨刺或更嚴重受損時，才後悔不已。

脊柱（側面）

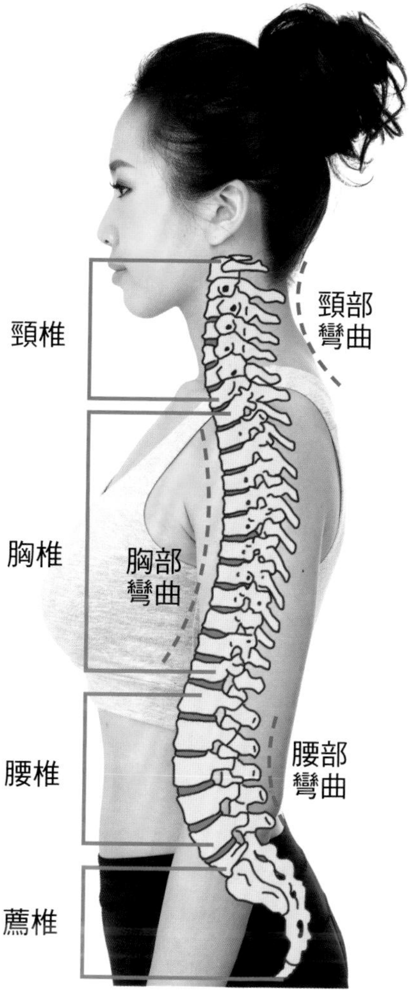

脊柱（前面）

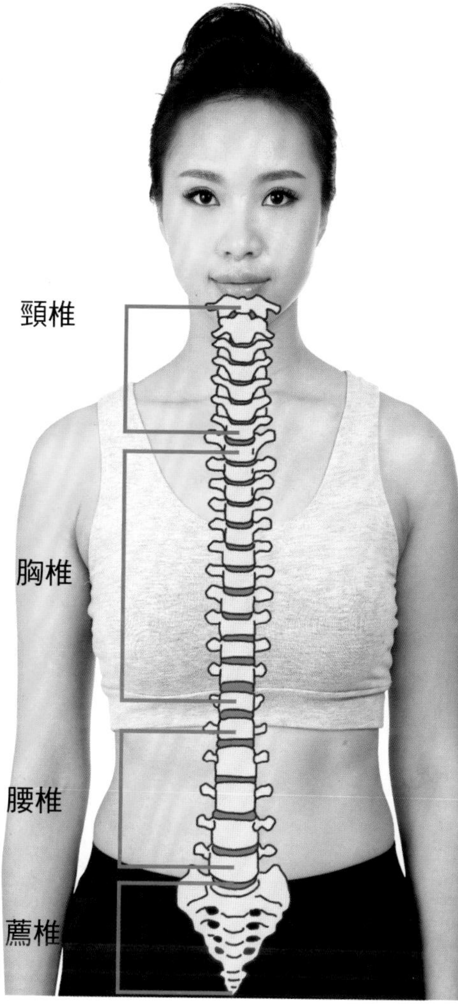

檢查篇

認識頸椎與各種症狀關係圖

檢查你的頸椎，到底是哪裡出了問題？

第一椎

- ☐ 呼吸不順，有喘不過氣的感覺
- ☐ 心慌慌的
- ☐ 臉麻
- ☐ 耳朵聽不清、有點悶悶的
- ☐ 失眠
- ☐ 易怒
- ☐ 心情陰鬱
- ☐ 吞嚥時，總覺得喉嚨卡著什麼
- ☐ 歇斯底里
- ☐ 肥胖
- ☐ 顏面神經麻痺
- ☐ 莫名頭暈

第二椎

- ☐ 偏頭痛
- ☐ 頭部血液循環障礙
- ☐ 體溫夯夯的
- ☐ 心悸
- ☐ 整個人覺得悶悶的
- ☐ 頭上像戴個過小的帽子

第三椎

- ☐ 落枕
- ☐ 背部酸痛
- ☐ 頸部活動受到限制，上下動就會覺得痛
- ☐ 鼻塞、說話有鼻音
- ☐ 眼睛疲勞
- ☐ 胃下垂

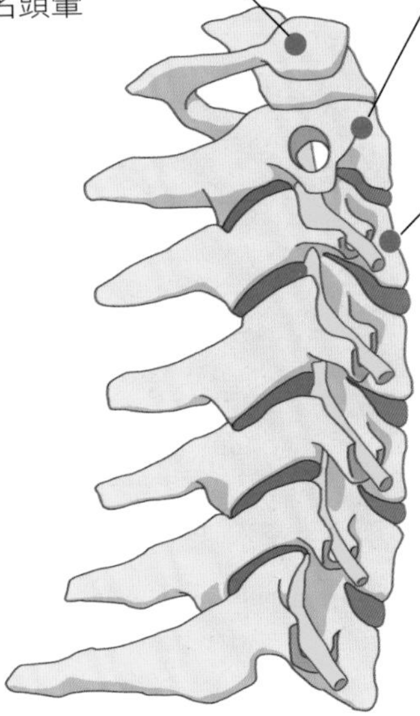

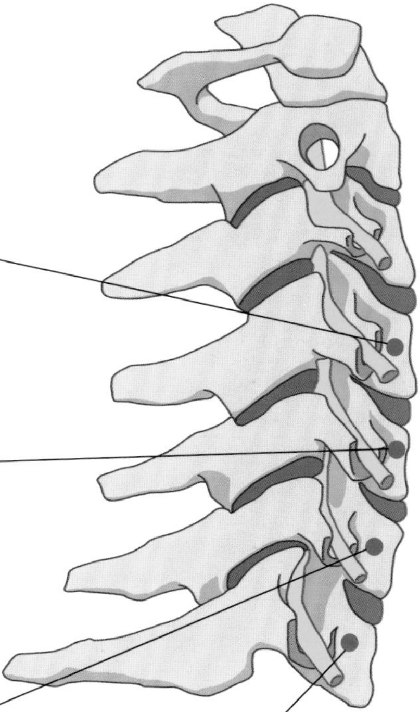

第四椎

- □ 肩膀酸痛、不太能動
- □ 好像擔著很重的東西
- □ 肩膀內縮
- □ 背部疼痛
- □ 常聳肩
- □ 頭痛
- □ 眼睛霧霧的

第五椎

- □ 上手臂外側疼得厲害
- □ 背部痙攣
- □ 偏頭痛

第六椎

- □ 腕隧道症
- □ 手臂很緊、手指無力
- □ 前手臂疼痛，嚴重者小指會麻
- □ 頭痛（頭後面痛，延伸至耳朵處）
- □ 失眠
- □ 拿東西無力
- □ 頭部的右後方疼痛
- □ 嚴重時，夜裡會痛到醒來

第七椎

- □ 手腕無法側轉
- □ 大拇指疼痛
- □ 肩膀痛
- □ 火氣大
- □ 容易疲勞
- □ 感冒
- □ 睡眠品質差

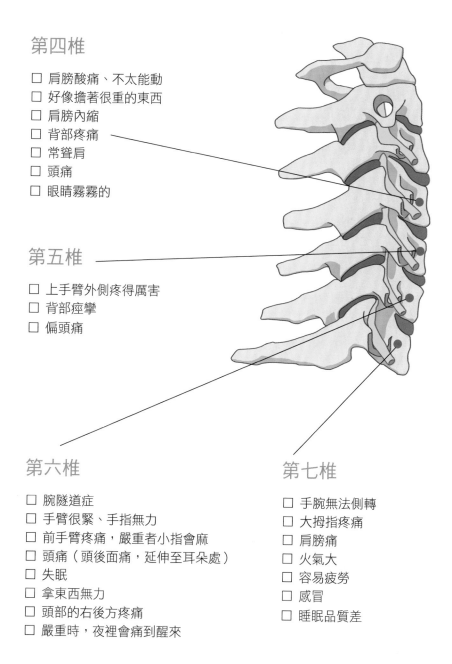

壞習慣已經養成，靠70秒能導正？

脖子要歪很容易，可是要讓它回到原先正常的位置，很多人花了許多時間，都還不見得辦得到，但真有這麼難嗎？如果用錯方法，或找錯病源，那麼，就算花了十年，疼痛部位依舊疼痛，而醫藥、保健費用，你可是一點都沒有少花。

本書內提及的所有因為頸椎受到壓迫而形成的疼痛，真正說起來，都還不算是一種疾病，也還稱不上是大毛病，但長久對於生活造成的不便，就夠我們受的了。

我們還是要再說一次，若真的發生病變，還是應該要尋求正規管道的協助和專業醫師的治療、診斷。

因此，在你的頸椎還沒有真正生病前，找出你的頸椎問題，並做好日常保健和保養，才是讓自己遠離頸椎病變、受損的最佳方法。

而本書就是提出有效而且簡單方法，只要依照本書所說的體勢釋放法，以及每天固定七十秒的體操、自救法，絕對可以在短時間內，讓頸椎的酸痛得到緩解，甚至再也不會復發。

醫療目標：結合中醫理論的體勢釋放，讓身體平衡

本書內所提到的「體勢釋放」（Positional release，又稱為姿位放鬆）對我們來說是一種較不常見到的詞。這個源自德國的物理治療法，強調「用非侵入性、被動且溫和的方式，改善循環及降低疼痛」。

而本書內的自我療癒法，是經由指導老師董博士研究多年，結合了中醫的推拿、穴位，西醫的復健、物理治療，以及體勢釋放等方法，特別針對頸椎問題所彙整而成的，只要每天花七十秒，依照書內的步驟做體操，就會讓你的頸椎，甚至於身體的各部位，逐漸達到平衡。

發揮身體所有的潛能，以達到身體的自癒力

前陣子有部美國電影，叫做《露西》，裡面提到一件事：人腦常用的部位只有不到百分之十，而其他的百分之九十需要靠後天的刺激才能夠發揮。

其實，我們的身體也是如此，根據研究發現，平時無論在做任何事情時，幾乎只發揮身體百分之三十的潛能。我們必須依靠後天的運動，並激發自我的潛能，才能夠將剩餘的百分之七十能量發揮出來。

因此，如何透過自我運動和體操，發揮身體那剩餘的百分之七十潛能，甚至讓身體發揮應有的自癒力，就顯得至關重要。

本書內的體操和專業操體等方法，就是讓我們在短時間內能夠利用自己的力量，使身體酸痛的部位得到緩解，並透過持續的運動，以達到保養的目的。

每天70秒，自我整復擺脫疼痛

本書的各種動作示範，不論是自己可以練習的體操、自救法，或是需要經由外

力調整的動作操體等，幾乎都只需十秒鐘，次數一天也只需一次。或許有些人會問，為什麼只要這麼短的時間就能有效果？因為只要動作正確，就能讓神經突觸打開並且連結到需要改善的部位，以達到自我療癒的效果。

所以，以七椎的體操法練習，每天一氣呵成完成，加上動作之間的休息時間，整個過程只需二分鐘左右。

讀者不需要困惑、不清楚自己到底是哪一椎歪了？該加強哪椎的效果或多運動幾次，是不是就會更快有改善？

頸椎的問題通常都會好幾椎同時受到影響，這個觀念我們強調了好幾次，因為椎體是環環相扣，當上不正時，下就容易歪，因此通常第一椎出問題，第二、三椎也有可能跟著出狀況；而第五椎有問題，有可能第四和六椎也會有狀況。

當然，各椎的問題還是會有輕重之分，所以，最好的調整或保養方式，就是每天將各頸椎操連貫地做一次，如此做法，既輕鬆又有很好的效果。

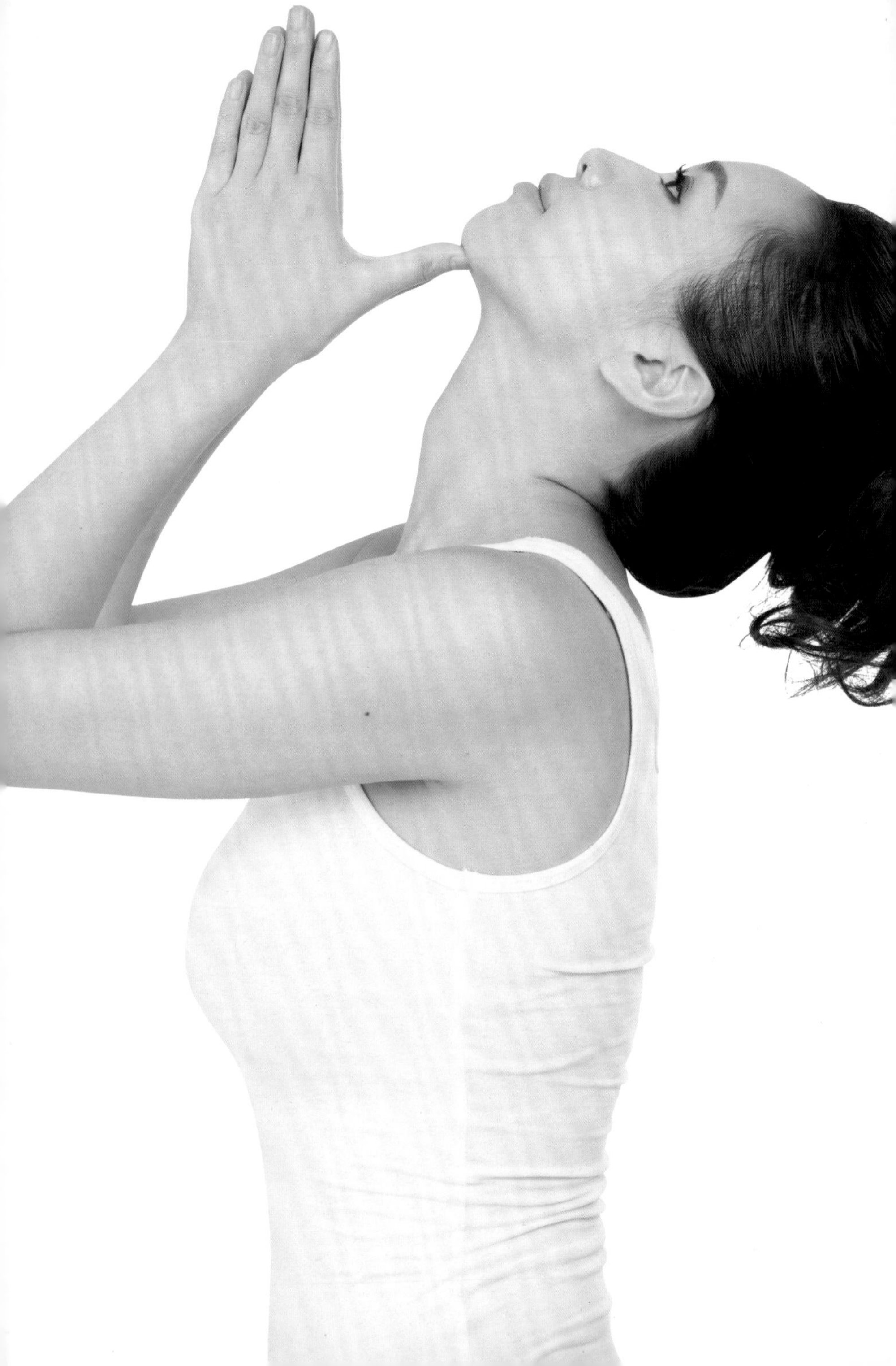

Chapter 2

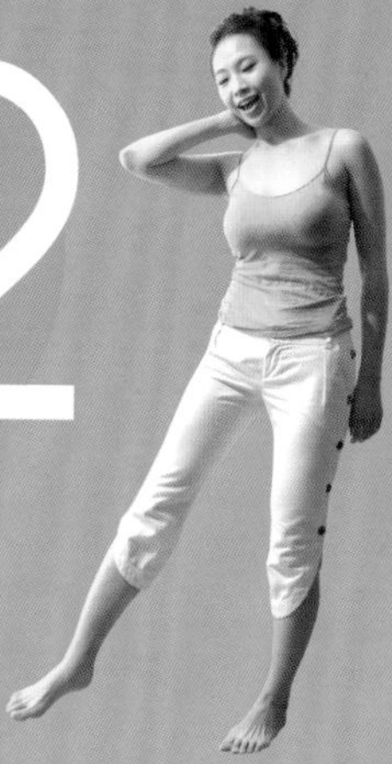

你的頸椎也有狀況？

頸椎老化不是老年病，年輕人更要注意

頸椎一酸痛，要小心了！

學理篇

頭低下時，頸椎承擔的重量接近6歲孩童的體重

頸椎的形狀——往前凸，且呈現C型

從解剖學來看，頸椎的形狀是略微往前凸，並呈現「C」型，當我們的頸部維持在正中的姿勢，且視線往正前方時，頸椎受到的壓力和負擔最小。

現今的人因為生活習慣、工作型態等，而造成頸椎姿勢不正確，多數人在工作、滑手機時，都是低著頭的，但是，當我們的頸部往前一吋，頸椎所需承受的力量就是頸部的二點六倍。

頸椎每天要承受超過20公斤的重量

進一步來說明，人們的頭部重量大約是四至五公斤左右，當我們的頭往前一吋時，頸椎要承受的壓力就是十三公斤，若再往前低一吋，那頸椎就要承受超過二十公斤的重量了，而這相當於一個年約六歲的男童，長久下來，頸椎受到的壓迫超乎我們的想像。

我們頭部的重量幾乎完全靠頸椎支撐，再加上過度使用頸椎，使得頸椎長時間受到壓迫，所有與頸椎有關的疼痛，像是偏頭痛、落枕、肩膀酸痛、手腕無法側轉等，便跟著出現了。

頸椎分為七椎，每椎都有不同的功能

我們的頸椎依照椎數，從第一椎算起，總共有七椎，而這七椎更可以說是人體脊椎中，活動度最高、彎曲度也最大的一段。

這七椎個別看似不重要，但其實各有各的功能和影響，像是第一椎保護了延腦、第二椎與交感神經有關、第六椎則受到與手腕連結的正中神經影響等。頸椎的每一椎在受到壓迫時，都會有不同的反應和症狀。

各椎受到壓迫時，廣泛的疼痛反應

我們的頸椎共有七椎，而在這些椎體的前後，共有多條神經，椎體與神經之間環環相扣、互相影響，當椎體壓迫到神經，或神經影響到椎體時，都會造成身體各部位的不適。

以下列出與頸椎有關的各椎體相應部位，以及相對應神經受到壓迫後，有可能造成的後果。但需要特別說明的是，這些病症並不是絕對性，不是說受到壓迫就一定會發生這些症狀，僅是有可能會發生這些問題，真正的病因和診斷，還是應該要交由專業的醫生來做判斷才對。

脊柱相關疾病的定位診斷

從大量的臨床資料統計結果來看，脊柱相關疾病的臨床表現症狀與脊柱節段的支配有一定的規律可循。因此，脊柱相關疾病的診斷主要根據脊神經（包括交感神經）支配的區域來進行脊柱節段的定位。以下是與頸椎相關的列表：

脊柱節段所支配器官及相關症狀一覽表

神經	控制部位及臟器	神經被壓迫或受累之後果
C1	頭、耳、鼻、喉、臉、交感	頭痛、失眠、眼疾、記憶減退、眩暈
C2	耳、鼻、喉、舌、聲帶、口	昏眩、耳鳴、扁桃腺炎、腮腺炎、鼻竇炎、過敏、失聲
C3	咽、頰、肩、橫隔、	咽喉炎、頸肩酸痛、呼吸困難、痤瘡、濕疹
C4	頸部肌肉、咽、臂	肩酸痛、牙痛、甲狀腺
C5	咽、喉、氣管、食管、肘	咽喉炎、扁桃體炎、喉痛、氣管炎、哮喘、口臭、肘痛。
C6	頸部肌肉、肩、甲狀腺	頸部僵硬、肩痛、上臂痛、手指麻木、低血壓、扁桃體炎、氣管炎、甲狀腺炎。
C7	甲狀腺、食管、氣管、肺、心臟、肱肌	傷風、甲狀腺炎、闌尾炎、喉梗塞、吞咽困難、貧血、低血壓、心房纖顫、肩部僵硬、指端痛、肱肌酸痛。

實證故事

偏頭痛、暈眩、落枕、鼻塞、心情陰鬱、腰酸背痛，通通是頸椎在求救

頸椎被壓迫也會影響心理和個性

四十多歲的電話行銷員沈小姐，因長期用脖子夾著電話說話，導致臉麻、耳朵聽不見，甚至容易發脾氣，這是因為她的頸椎第一椎受到壓迫。

十五歲的高中生阿扣，上課愛嬉鬧，特別愛扭頭和後方同學聊天，後來，常覺得頭昏腦脹，而且功課變差，這全是根源於他的第二椎出了毛病。

三十五歲的莊老師，教學認真，卻成為第三椎受到壓迫的患者；生活簡單、近似魚干女的三十多歲上班族，居然也會成為第四椎出毛病的受害者？

身為家庭主婦的張媽媽，五十好幾了，每天忙於家事，卻因第五椎壓迫而飽受困擾，最後連擰乾毛巾的力氣都沒有；二十多歲的新娘秘書，因工作造成手臂酸痛，

得靠止痛藥來強撐，但這其實是頸椎第六椎出狀況；身為公司負責人的李小姐，大拇指疼痛多年，連感冒都很難好，追根究柢起來，居然是第七椎受到壓迫？

從15歲起都是高風險群

你相信嗎？人體上半身的酸痛毛病，有多達百分之九十都根源於頸椎問題，像是偏頭痛、頭痛、頭昏、落枕、鼻塞、肩膀酸痛、手臂酸痛、大拇指不能動、手腕痛、腕隧道症等，都是頸椎惹的禍！

不要說不可能，也不要覺得自己的症狀和頸椎毫無關聯，因此，以下的二十則病例，從十五歲的高中生，到六十幾歲的退休、癌症患者，他們的症狀、職業都各不相同，但全都是頸椎出問題的病患。

profile

大拇指丘痛十年，半夜不能睡

李小姐，四十五歲
職業：傳媒工作者
疼痛現象：左手大拇指丘深處抽痛，下巴無法往後收

大拇指丘抽痛10年，中西醫都看診過，沒有一個病因相同

我的左手大拇指丘深處時不時會抽痛，一痛起來至少歷時兩個禮拜，表面看來好像不影響工作，很多人會覺得這根本是小問題，但是如果常常半夜被痛醒時，就不是旁人可以理解的痛苦。

當時是痛在左手大拇指丘最突起的位置，感覺是從肌肉深處開始抽痛，痛的頻率很密集，有時連手掌要平放還是翻面都不對，弄得我焦躁不安，工作繁忙還要「硬撐」。

求診史一長串：都是「頭痛醫頭，腳痛醫腳」找病因

我的個性積極，有機會就會去尋求治療，先從西醫復健科開始（畢竟以前有腰椎小壓迫的問題），看了幾位，一位說我脊椎角度不對，一位說是肌肉發炎。復健很多次後，症狀毫無改善，「痛」也還是存在。

接著想：「去民俗療法試試看！」朋友帶我去著名推拿館，師傅說是用大拇指勾拿皮包造成的運動傷害；然後又換到中醫診所，經歷針灸、或用超音波深層「打散」疼痛，當天都感覺好轉了，第二天疼痛又蠢蠢欲動。而且年紀愈大、疼痛感覺愈明顯。

透過作者好友引介，終於找到真正痛因

認識本書作者黃雅玲小姐後，有天她看我「臉色難看」（不斷是深入研究中醫者，因為旁人看不出來），我說出痛了十年也醫不好的毛病，她才帶我認識董博士。

董博士聽完我的敘述，把我翻過來、轉過去地看，又叫我把頭轉一轉，自己說

出身體感受。結果大出我意料之外，原來，我的脊椎和腰椎好得很，這些痛其實是「第七頸椎被壓迫」造成的！以按摩器按摩頸椎附近，五分鐘後，我的左手抽痛消失了！

推斷正確根源，疼痛「轉動脖子＋縮下巴」

原來，當我轉動脖子時，身體背部並沒有不適感，反而是頸部有「卡卡的」情況。另外，當董博士叫我收下巴時，我只會「把下巴往下壓，變成雙下巴現象」，（難怪拍證件照時，攝影師光是要我縮下巴，都花很久時間），這就是第七頸椎無法動彈的現象，加上左手的饒側神經連到第七頸椎，董博士仔細說明造成疼痛的原因，與處理部位，連完全沒有醫學知識的我都可以聽得懂。

自我治療：5分鐘回正操調整放鬆壓迫點，和酸痛說掰掰

可是回家又痛怎麼辦？董博士教我做一個「雙手成投降姿勢、頭部後仰的體

操」，每天五分鐘，做滿一個月。

於是，我乖乖從每天二分鐘慢慢增加到五分鐘（畢竟我不是年輕人）。二週後，我的大拇指居然完全不痛了；這時我故意停下體操，想判斷病因是否真的正確、體操是否真的有效，果不其然，三天後，大拇指丘又開始抽痛。

這下，我老實做完剩下二週，後來不但完全不痛、現在還能「收下巴」了，也不用再做這個體操，至今半年，我已經完全擺脫拇指抽痛的痛苦歷程。

第一椎 典型症狀：偏頭痛

❶ 愛發脾氣的沈小姐

四十多歲，保險業的電話行銷人員。

沈小姐的業績壓力很大，需要長時間歪著脖子夾著電話工作。個性屬於較緊張型的，總覺得常吸不到空氣、臉麻、耳朵聽不清楚，變得容易發脾氣。

在練習仰頭後，臉色馬上紅潤，連聽力都變好了。經過調整與練習後，不再胸悶，和人相處時變得有說有笑，還會揪友去團購。

2 突然開始心情低落的阿龍

三十多歲，需騎車上下班的白領。

因為騎機車與人擦撞，翻滾過程中有拗到脖子，經過醫生檢查後，確認身體無大礙，但平時樂觀的他，後來卻出現莫名的心情低落，卻想不出自己有什麼煩心的事。

調整與體操練習後，情緒問題不翼而飛。

3 總是失眠、暈眩的蔡媽媽

六十多歲，退休。

半年前獨子猝逝後，傷心不已，後枕骨異常腫脹，時常感覺胸悶、失眠、暈眩、頭後方會抽痛，遇到天氣忽冷忽熱時很不舒服，覺得人生無望。因為情緒的衝擊影響到頸椎，所以在調整過後，並持續練習頸椎回正自癒操，症狀解除，開始看見笑容，心情也變得積極起來，她說要好好保養自己，因為還有孫子要照顧。

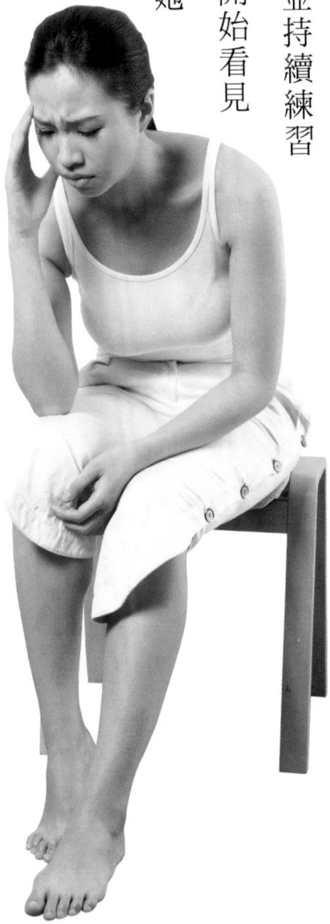

第二椎 典型症狀：頭痛、頭昏腦脹、發燒、心悸

① 頭痛嚴重的小恩 二十出頭，變壓器維修員。

小恩有段時間常加班，連續三週，每天長達六、七個小時都要維持固定姿勢工作，後來，頭痛十分嚴重，但檢查後並無異常。為了止痛，只好吃很多止痛藥，連醫生都說藥量不能再加重了，但他的頭痛問題還是無解。

透過按揉耳朵與體操練習，小恩的頭痛不見了。後來，他將工作桌調高，注意工作時的坐姿，就不常發作了。

② 不專心上課的阿扣 十五歲，高中生。

上課時比較不專心，會跟左右邊的同學鬧一下，特別愛扭頭跟後座的好友說話，後來常覺得頭昏腦脹，特別是上課或讀書時，因此，師長怪他偷懶不專心，父母也覺得他不用心而且丟三落四。習慣扭頭的動作讓他的頸椎受到拉扯，導致血液與氧氣無法順利濡養大腦。在將頸椎導正後，加上體操的持續練習，阿扣的專注力提升許多，成績也進步了。

3 脖子卡住的羅先生
六十多歲，工廠老闆。

因為工廠生產特殊零件，某天，接獲上游廠商一大批訂單，時間急迫，又耽誤不得，偏偏工廠設備又出了些狀況，在焦頭爛額處理好幾天後，突然發現脖子無法左右轉動、背部疼痛，極為不適，最初的感覺好像自己是機器人般，也不太敢亂動。

在按揉耳朵後，肩頸的緊張很快解除，再輔以頸椎調整，疼痛不久後就解除了。

第三椎 典型症狀：落枕、鼻塞、眼睛疲勞、胃下垂

1 常常落枕的 Blaine
十九歲，加拿大的台灣留學生。

在校成績優異。個性要求完美，平時就很努力讀書，尤其遇到期中或期末考時，更是長時間低著頭，即使累了，也不會馬上休息，邊垂著頭看書、邊打瞌睡。後來，常常有落枕的問題，特別是考試期間一定會發生，也影響到臨場的發揮。觀察後發現，他的肩頸十分緊繃，也牽引到頸椎，請他用手指壓壓下巴，背部很快就放鬆了，再輔以體操的練習，並請他改變閱讀時的姿勢。考試時，落枕不再困擾他。

② 轉頭扭到的劉先生 四十六歲，貨車駕駛。

某次往返南北的長途車程中，塞車十分嚴重。好不容易下班回到家，下車前，劉先生只是轉頭到後座拿個東西，竟然出現落枕情形，將頸椎導正後疼痛解除。

③ 後頸痛的莊小姐 三十五歲，老師。

是位教學認真的好老師，站在講台時，十分注意台下學生的反應，經常出現脖子上下轉動時會有疼痛情形，有時不舒服到甚至想提早退休。幫她按下巴時，發現不太能壓到底，且背後的肌肉也覺得很緊。在經過牽引釋放之後，發現上下轉動不再疼痛，再加上平日也持之以恆的練習頸椎體操，她開心地說：「我還可以多教好幾年的書呢！」

第四椎　典型症狀：肩膀酸痛、肩膀不太能動、背部痛

① 愛聳肩的游先生 三十多歲，騎車通勤的業務員。

工作的地點與住家距離較遠，每天騎機車通勤，上下班行經的路線交通流量大，就算在不塞車的情況下，單趟也至少要花一個小時，再加上常需要騎車去送貨，從外觀看起來，聳肩情形相當明顯。

調整頸椎後，肩膀整個放鬆了，他才體會到自己平常有多緊張，而且他最高興的是，覺得自己變帥了，而肩膀的線條平整，神情也自然多了。

2 肩膀伸展不開的w小姐

三十多歲，工作穩定的上班族。

單身，對感情的事抱持可有可無的心態，沒有心儀或追求者。家境小康，生活也沒什麼起伏，每天的動線就是家中與公司兩點一線，常覺得自己的肩膀無法伸展，整個人愈來愈悶。在導正頸椎，加上平常的體操練習後，肩膀不再高聳，而且也開始願意嘗試學習新事物。

第五椎 典型症狀：背部痙攣、手臂酸痛

① 突然全身都開始大痛的謝阿姨

六十多歲，癌症患者。

某天，謝阿姨去看追蹤報告時，醫生告知腫瘤有復發的現象，她的心情大受影響。三天後，謝阿姨早晨醒來時，覺得右邊身體不適，甚至有頭痛、肩頸痛、上手臂外側痛，連前手臂外側也是，背也在痛，她很擔心自己是不是快中風了。到醫院檢查後，確定並非中風，經過檢測後，發現是三、四、五椎壓迫。

調整後，右側的疼痛解除，謝阿姨也鬆了一大口氣。

② 連剪刀都拿不住的左小姐

四十多歲，製作手工包的愛好者。

逛街時看到漂亮的包包，回家就會自行摸索去做出來，有時興致濃厚時，廢寢忘食，手臂經常性疼痛。因為個性屬於能吃苦耐勞，對疼痛也選擇忍到底，後來發現自己痛到連剪布都剪不來時，才開始慌張，將頸椎導正後，手臂的疼痛解除，更讓她開心的是，有頸椎體操可以日常練習，因為她不想放棄興趣，但勞損又無法避免，所以有可以自我保養的方法讓她安心多了。

3 手部無力的張媽媽

五十多歲，家庭主婦。

喜歡做美食，每天為了整理家務，裡裡外外忙個不停，家中的抹布還分門別類。某日，開始出現手部無力，連擰個抹布都感到吃力，甚至無法擰乾。將頸椎調整好以後，並且自行在家練習體操後，又恢復俐落抹布手，上上下下忙個不停，她笑著說看到家裡乾乾淨淨的就好舒服。

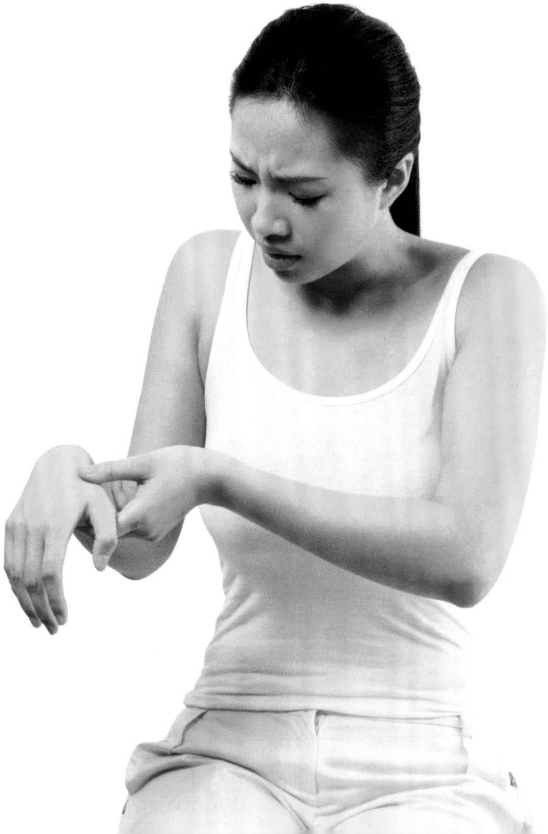

第六椎 典型症狀：腕隧道症、手腕痛、手指發麻、手指關節疼痛

① 手痛到沒辦法舉起來的蔣小姐

二十多歲，新娘秘書。

長期站立，小腿常腫脹，自覺像是要爆開的蘿蔔，但更困擾她的是手麻無力，結婚旺季來臨時，工作滿滿，手臂更是痛到無力舉起，得吃止痛藥強忍。

按揉前手臂時有明顯疼痛，但一兩分鐘後，她的手變得比較有力，再調整過頸椎之後，拿起化妝筆時輕鬆俐落，她很訝異竟然這麼容易就有效果。

② 無法開門鎖的周女士

五十多歲，家庭主婦。

早上起來時，左右手的背面就會麻，但活動一下就會緩和。後來，手指外側也會麻，自覺有發炎的情形。每次要開鎖進入家門時，手部轉動時會痛，不太能施力，以為是鎖太舊、太重，所以換了新鎖，沒想到還是一樣。

在頸椎回正後，手腕轉動不再疼痛。

③ 手指發麻的李先生　三十歲，科技公司工程師。

每天與電腦為伍，下班後為舒解壓力，經常打電動，閒暇時間最愛滑手機。後來前手臂經常疼痛，手指發麻，尤其在他工作用電腦時最明顯，夜裡有時會痛得醒過來，在放鬆正中神經後，在調整頸椎、輔以體操練習，疼痛就解除了。

第七椎　典型症狀：手腕無法側轉、大拇指疼痛、肩膀痛

① 總是精神緊張的李小姐　四十歲，公司負責人。

工作要求效率，自我要求極高，有失眠問題已經長達四年多了。自覺肩膀很緊，經常去做按摩，但很快又緊繃。大拇指會疼痛的情形一直沒有改善，感冒經常數週都還好不了。她剛開始無法理解為何手痛跟頸椎有關聯，但在調整過頸椎之後，發現大拇指的疼痛不見了，喜出望外，加上日常的體操練習二週後，類似症狀不再出現。

② 大拇指痛到不能動的小葉　二十七歲，理髮師。

小葉跟朋友合開了一家百元剪髮店，剛開幕時為拚業績，連續十天工作都沒排休，每日平均為數十位客人剪髮，下班回到家後，大拇指痛到連剪髮刀都拿不穩了。頸椎回正後，雖解除了疼痛，但因被告知若過度勞損其實會再復發，所以日日持續練習頸椎體操，為了拚業績勞碌雖然無法避免，但已經不會像先前那麼容易酸痛了。

檢查篇

「向前點、向後仰、左右擺擺頭」7個判斷酸痛引發點的快檢法

既然知道了頸椎各椎有可能引發的症狀，但是，當我們在看文字敘述時，一定會有「我好像是這樣」、「好像不是這方面的問題啊！」「怎麼每一椎都好像出問題了？」其實，頸椎受到壓迫，通常不會是單一的，例如，當第一椎受到壓迫時，通常第二椎也會出問題，而同時有三椎以上受到壓迫的人更不在少數。

那麼，該怎麼知道自己哪幾椎出了問題呢？很簡單，只要依照下列的口訣，動一動你的頭和手臂，就可以找出你的問題頸椎了。

快檢法

仰頭看一看

Check！

特徵 如果是❷做不到，就可能是第一椎被壓迫了

詳細動作請翻到P.76

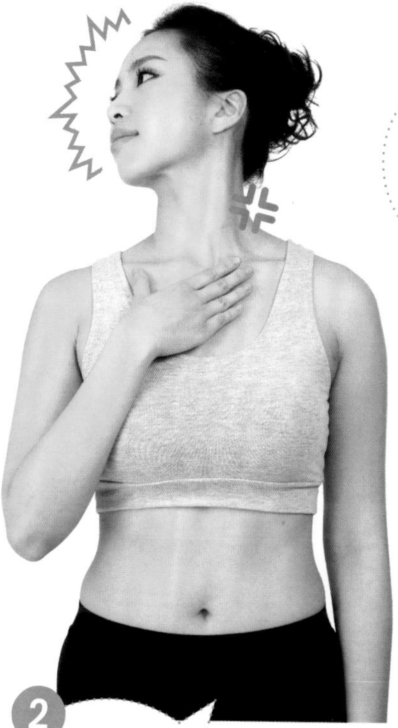

❶ 試著將頭往上仰，看向天花板

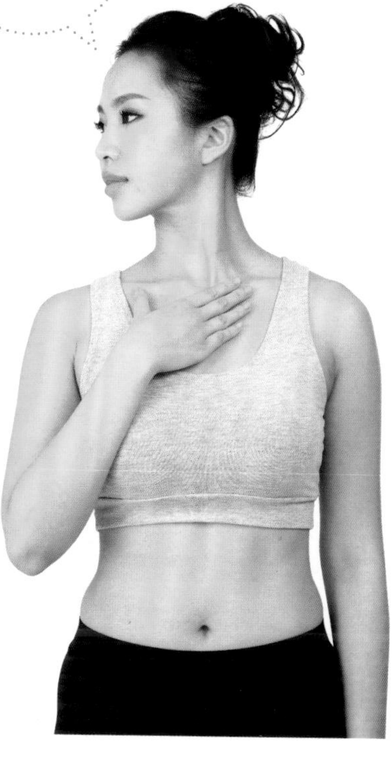

❷ 仰頭時，左右轉動頭部，會發現不太能轉，且脖子後方會酸痛

快檢法

點點頭

詳細動作請翻到P.94

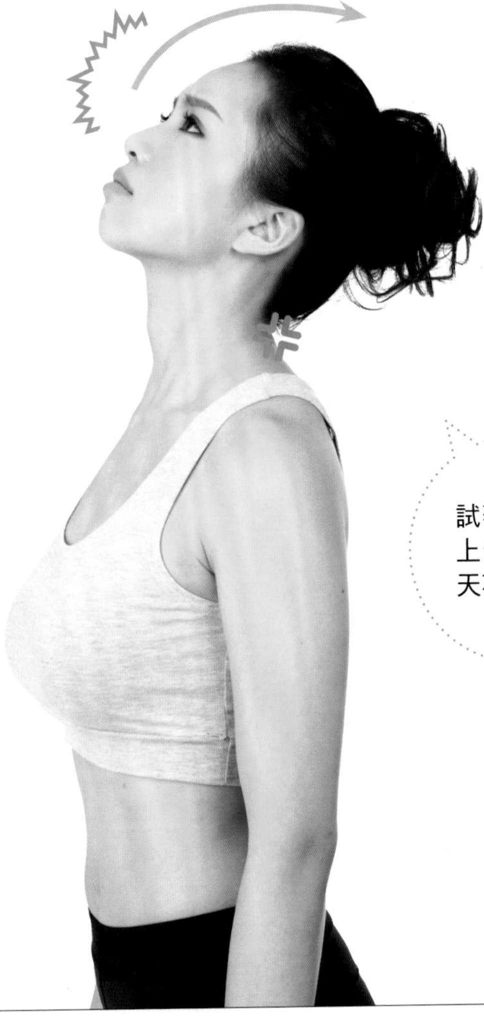

1

試著將頭往上仰，看向天花板

Check！

特徵 如果是❶或❷做不到，就可能是第二椎被壓迫了

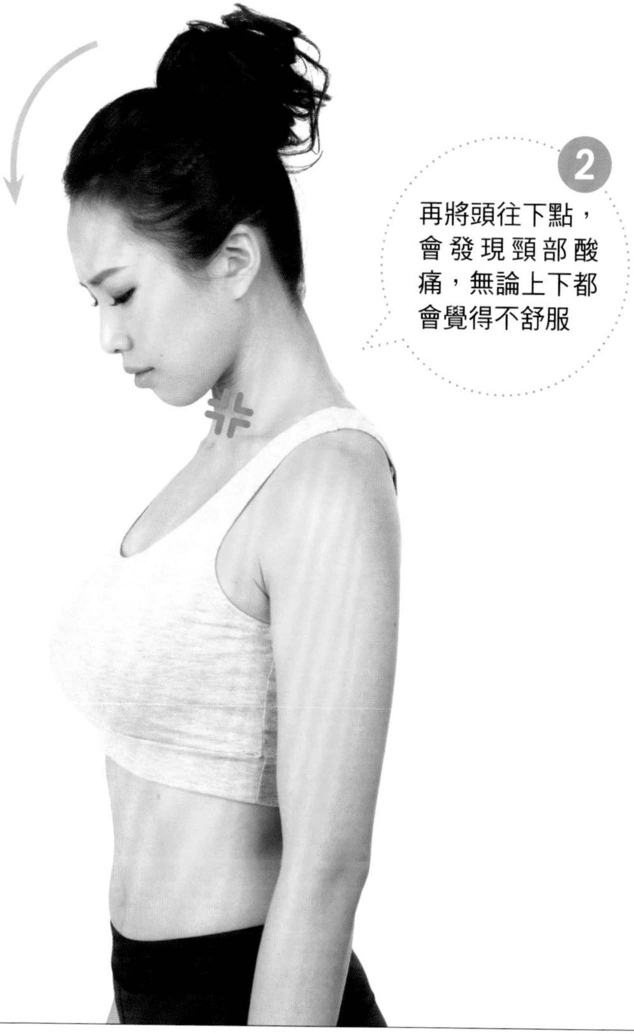
2
再將頭往下點，
會發現頸部酸
痛，無論上下都
會覺得不舒服

快檢法

左右擺擺頭

詳細動作請翻到P.110

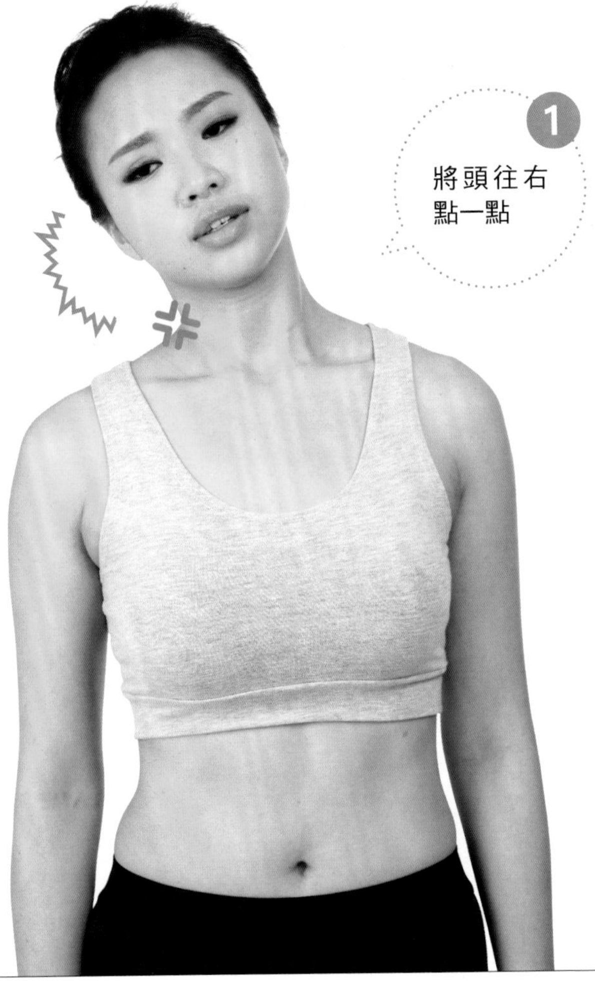

Check！

特徵 如果是❶或❷做不到，就可能是第三椎被壓迫了

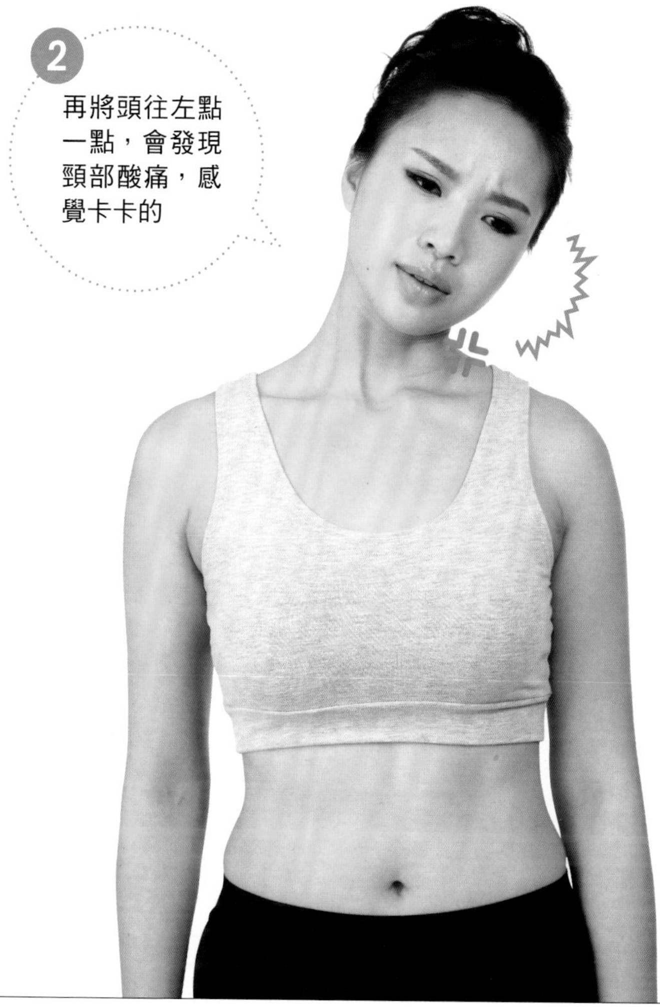
2
再將頭往左點一點，會發現頸部酸痛，感覺卡卡的

快檢法

肩膀往上提

詳細動作請翻到P.126

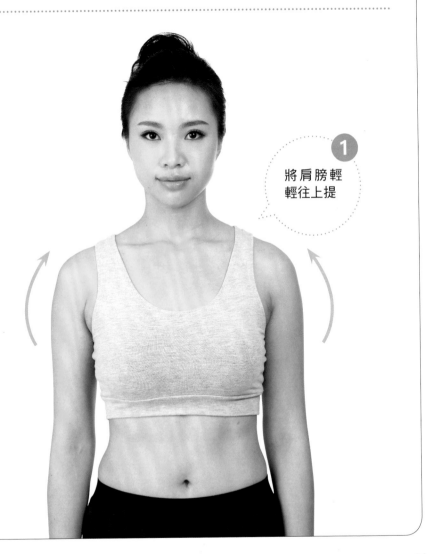

Check！

特徵 如果是②做不到，就可能是第四椎被壓迫了！

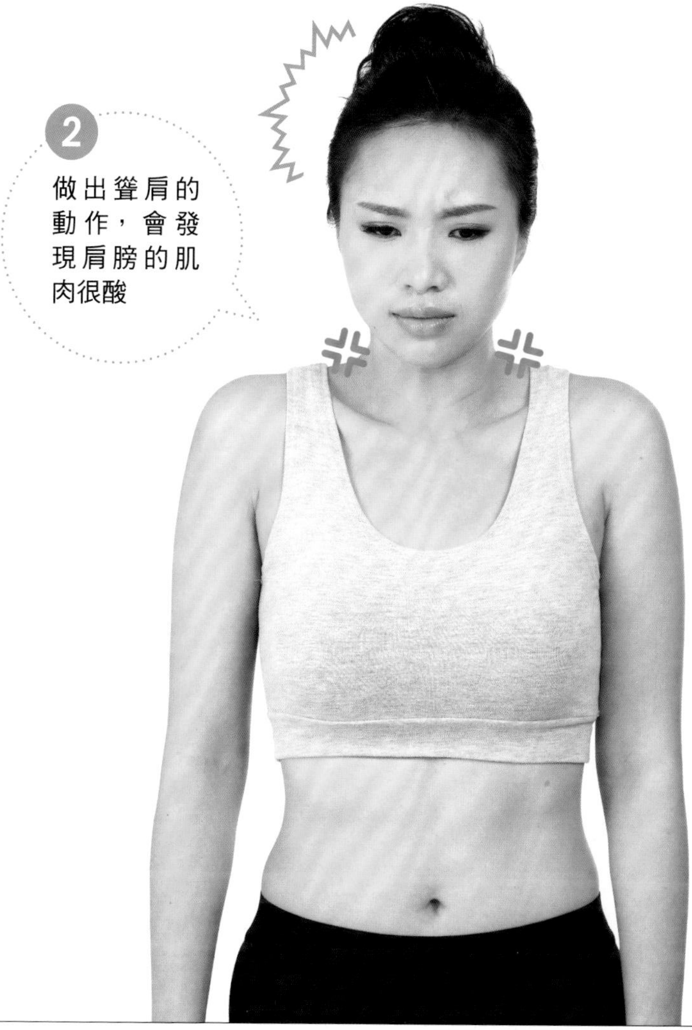

快檢法

擴擴你的胸

詳細動作請翻到P.142

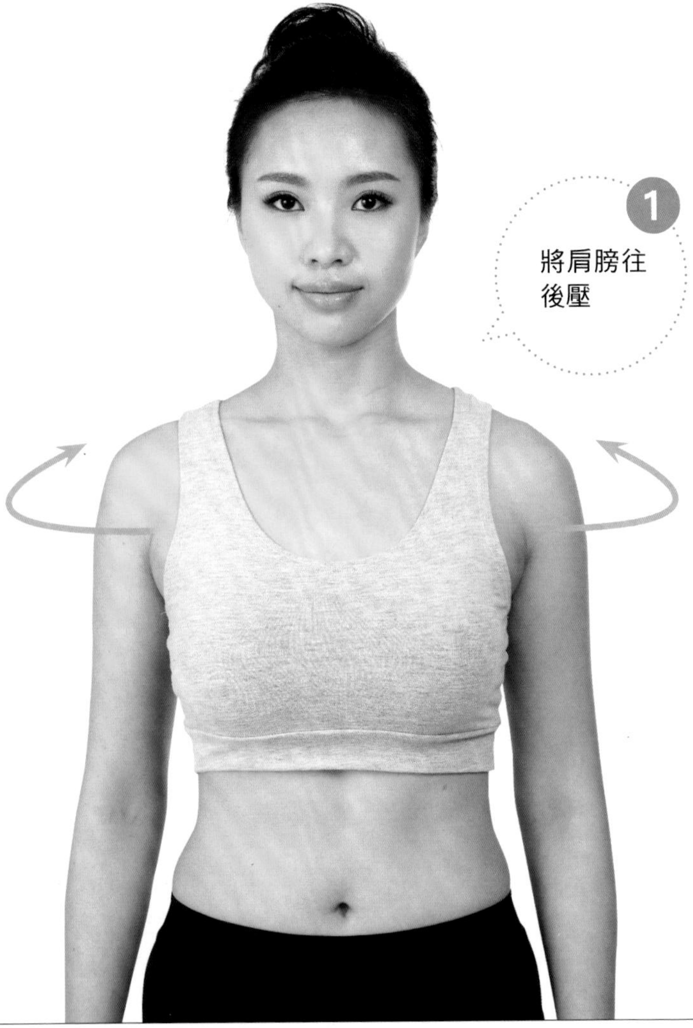

Check！

特徵 如果是❷做不到，就可能是第五椎被壓迫了！

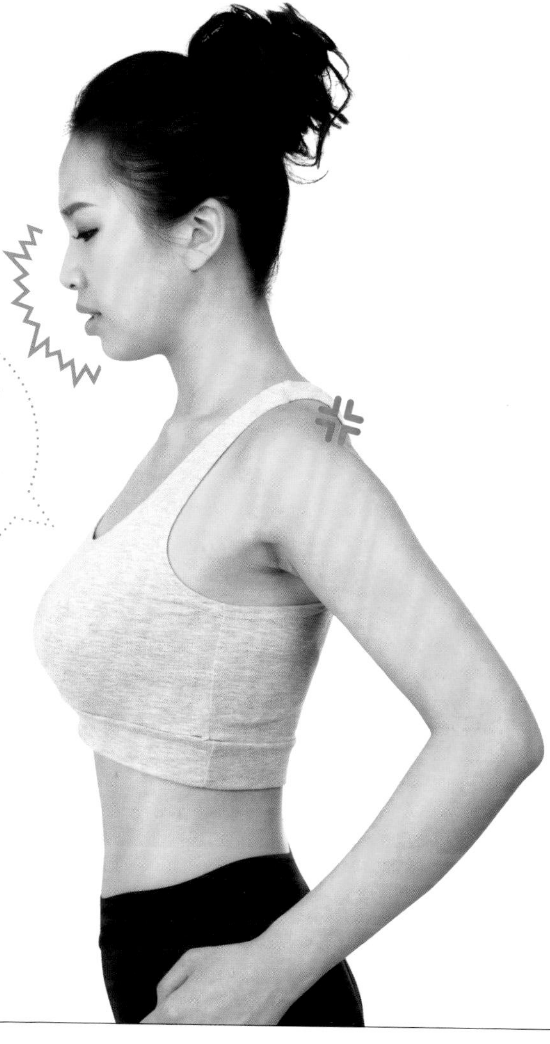

❷
做出擴胸的動作，會發現肩膀、後背部肌肉酸痛

快檢法

手臂屈張再伸直

Check！

特徵 如果是②做不到，就可能是第六椎被壓迫了！

詳細動作請翻到P.158

① 將手臂平舉後往前屈曲

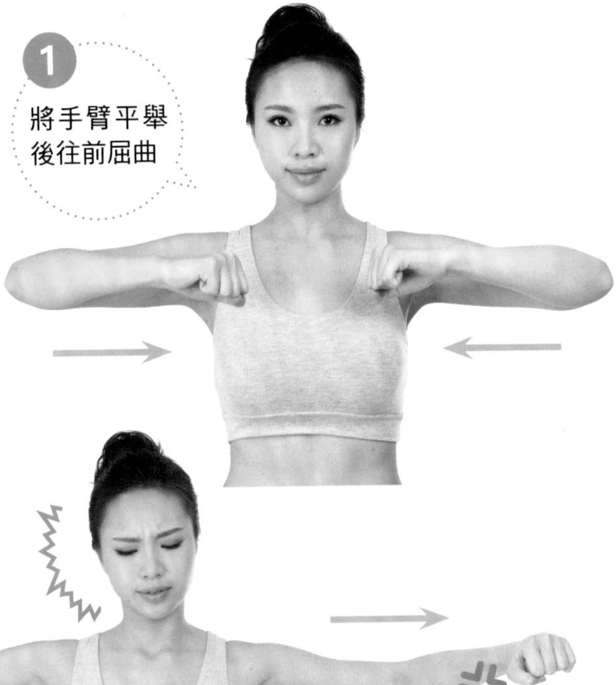

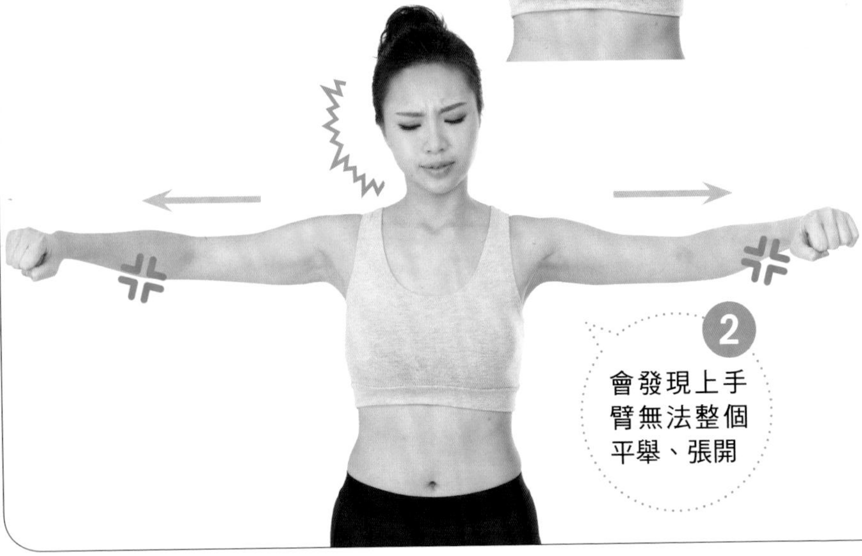

② 會發現上手臂無法整個平舉、張開

快檢法

平舉手臂轉手腕

Check！

特徵 如果是❷做不到，就可能是第七椎被壓迫了！

詳細動作請翻到P.174

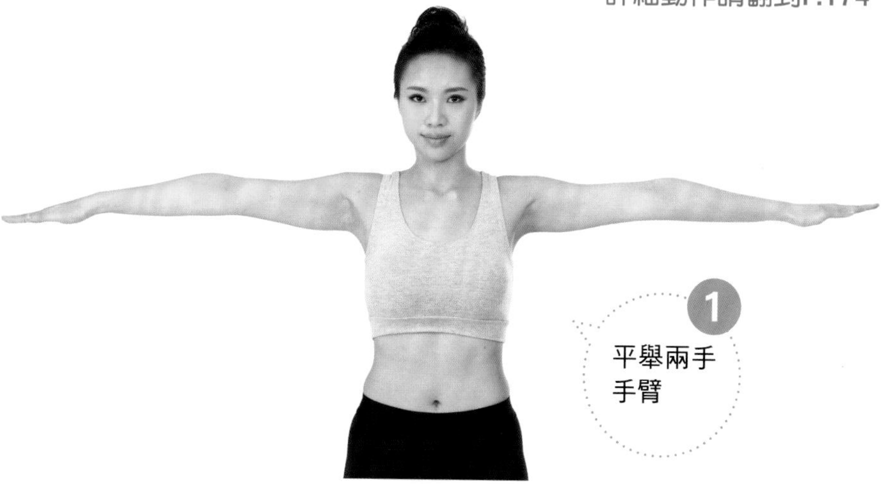
1
平舉兩手
手臂

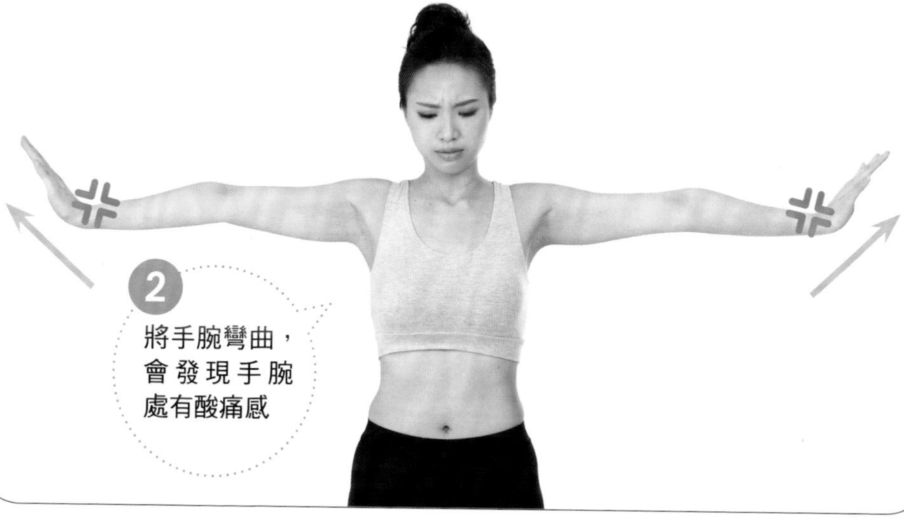
2
將手腕彎曲，
會發現手腕
處有酸痛感

沒壓力實踐篇

躺在床上做，容易、溫和、安全，7到70歲都有效

西醫只能吃藥，推拿總是多痛好幾天？

相信不少人有過類似李小姐的經驗：某個部位酸痛了好多天，去看西醫，檢查不出原因。最後，醫生只好開止痛藥和肌肉鬆弛劑給你，並囑咐你多休息，藥吃了是比較不痛沒錯，但腦也變得渾渾沌沌的，做任何事情時，注意力都無法集中。

接下來，一堆親友們介紹你去保證有效的推拿、針灸，推一推、按一按感覺似乎有比較好些，但隔天患部卻腫了起來，更加酸痛，推拿師卻說這是體內淤積的氣，等它們散掉就沒事了，偏偏推拿的酸痛還沒好，又到了該回診的時候，時間一久，連你都搞不清楚這些酸痛到底是被推痛的，還是自己本身姿勢不良造成的。

於是，你就像李小姐一樣，不斷安慰自己：「就把吃苦當吃補吧！藥沒有副作用就沒效，而推拿不痛就不叫推拿了。」

但是，每次療程結束，你都不禁想問：「難道沒有一種方法，是不需要吃藥，又不會更痛的嗎？」

躺著做，從7歲到70歲都可以做的運動

其實有的，只是你本來不知道，或是你根本不相信這樣就有效。只要每天花七十秒做體操，大約七天的時間，就可以感到改善的效果，這些也不需要花你多少錢，更不用落得昏昏沉沉或哪裡更加酸痛。

本書內的所有體操都有一個要點，那就是：溫和輕柔。再加上這些運動非常的簡單，可以說是從七歲到七十歲都可以進行，不用怕扭傷、撞傷，更不怕體力不支而昏倒在地。只要躺在床上，動動你的手和脖子就可以了。

當然，我們會一再強調：不要勉強自己做超乎自己體能的動作。所以，當你覺得某些動作，做起來很勉強時，請記得不要強迫自己一定要做到位，慢慢來，只要做到感覺有些微酸痛的位置就好了，才不會反而造成局部扭傷。

70秒就有效，身體已經接收到足夠訊號

我相信，多數人都有一種惰性，如果可以花十分鐘就解決的事情，絕對沒有人想花十個小時來進行，時間一拖久，任何勤勞的人都有可能失去耐性，甚至一個不小心還會落得吃力不討好的下場。

那麼，如果每天可以只花七十秒在家做就有效的運動，應該很容易可以持續進行保養。

在稍前的文章裡，我們有提到，不管是哪椎被壓迫，通常都會連帶有其他椎的問題，很少有人是單一椎出問題，因此，跟著書內的運動法，從第一椎到第七椎，循序漸進的完成這些動作，每天只要花你七十秒，就連一節的電視廣告時間都不到，和樂而不為呢？

真人示範！頸椎回正自癒操的有效關鍵點

我們的體操能有效緩解，是因為找到每個頸椎的關鍵部位，一放鬆就不痛。

詳細動作請翻到P.90

第1椎

放鬆延腦是關鍵點！

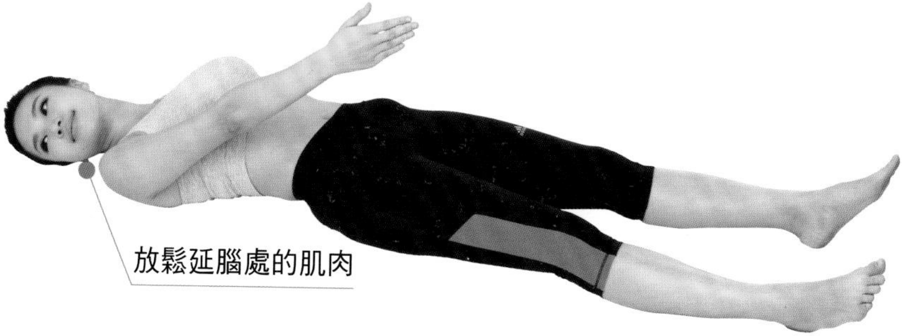

吸氣後吐氣，一邊吐氣一邊做下述動作：右手伸直，向上抬起約30公分（約45度角）。

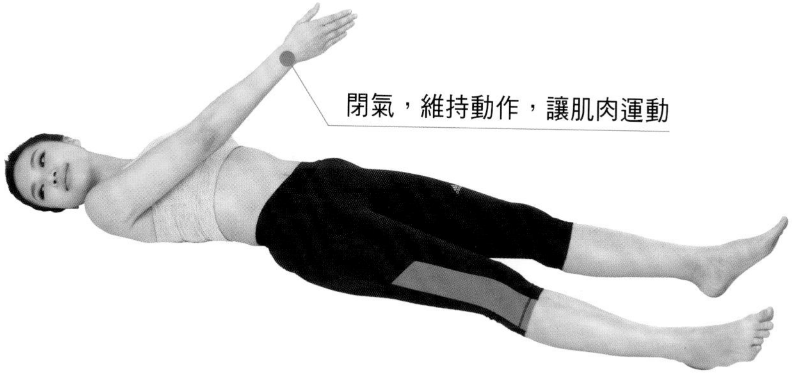

臉部盡量保持朝右側的姿勢，右手向左腳尖伸直，姿勢確立後，再度吸氣後，憋住氣息，並持續此動作及手部高度10秒。

第2椎

詳細動作請翻到P.106

頭撐起，下巴上抬是關鍵點！

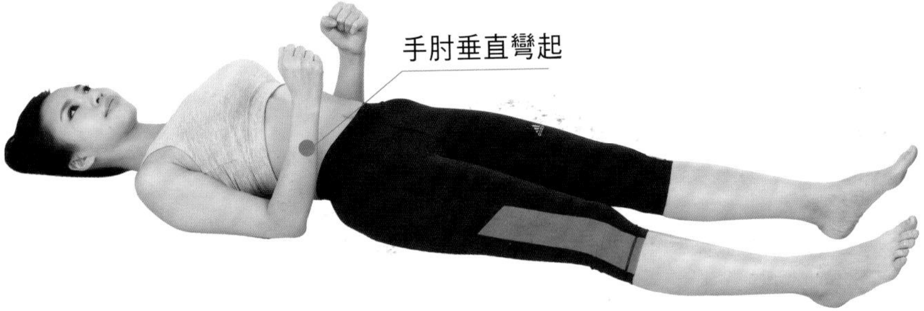
手肘垂直彎起

手肘垂直彎起，貼在身體兩側，類似準備跑步的姿勢。

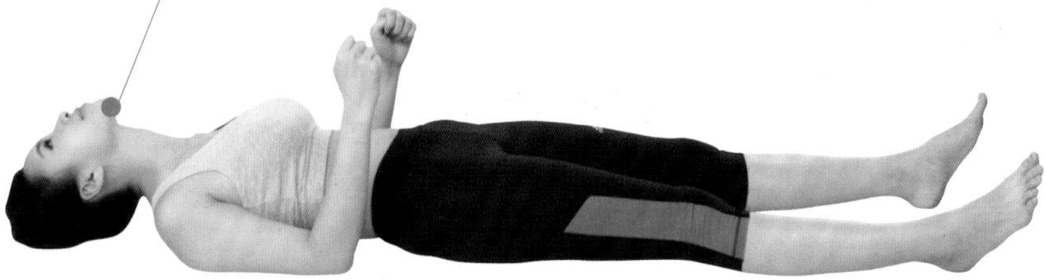
頭部後方撐起，下巴上抬，放鬆第二椎神經

擴胸，將肩胛骨往中間夾緊，頭部後方用力撐起身體，下巴往上抬，持續此動作十秒。

詳細動作請翻到P.122

第3椎

放鬆背部斜方肌是關鍵點！

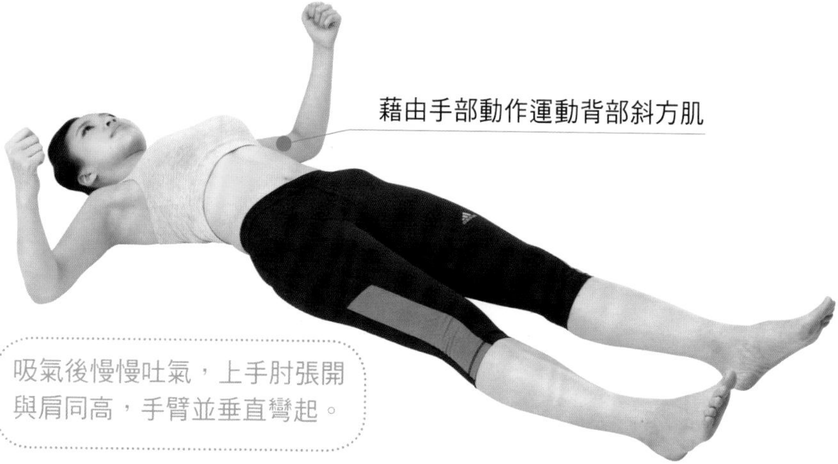
藉由手部動作運動背部斜方肌

吸氣後慢慢吐氣，上手肘張開與肩同高，手臂並垂直彎起。

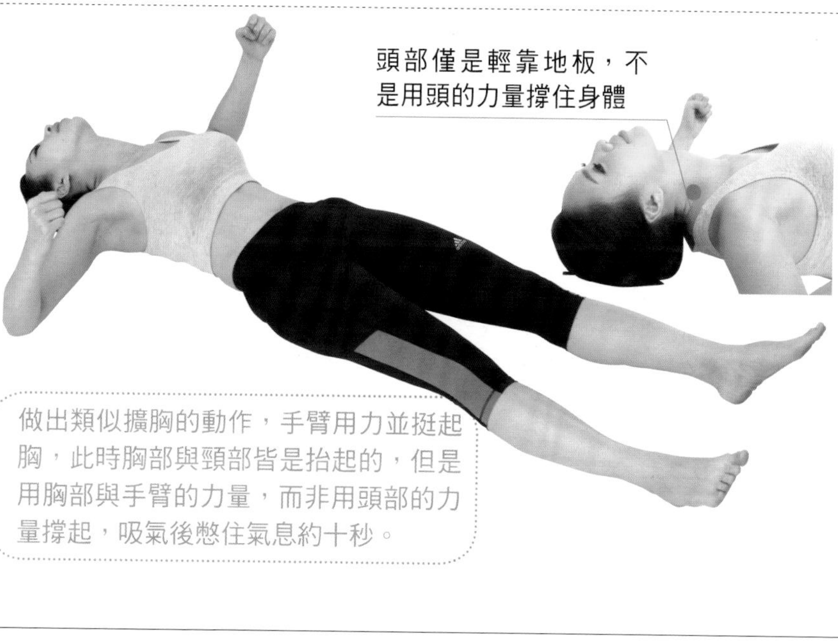
頭部僅是輕靠地板，不是用頭的力量撐住身體

做出類似擴胸的動作，手臂用力並挺起胸，此時胸部與頭部皆是抬起的，但是用胸部與手臂的力量，而非用頭部的力量撐起，吸氣後憋住氣息約十秒。

第4椎

詳細動作請翻到P.138

放鬆頸部僧帽肌是關鍵點！

手肘垂直彎起，貼在身體兩側，類似準備跑步的姿勢。

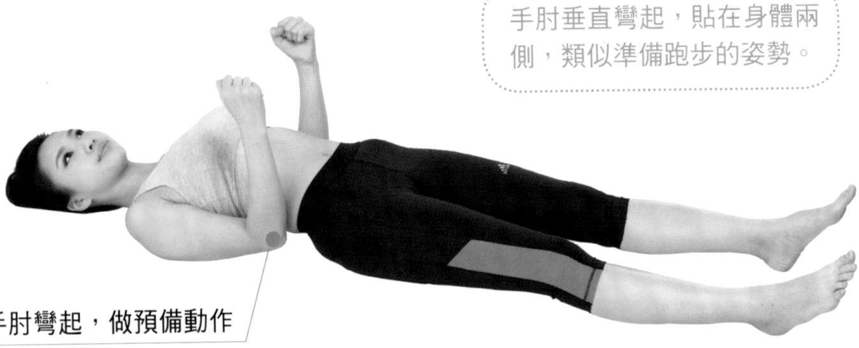

手肘彎起，做預備動作

利用雙臂和頸部力量，放鬆頸部僧帽肌

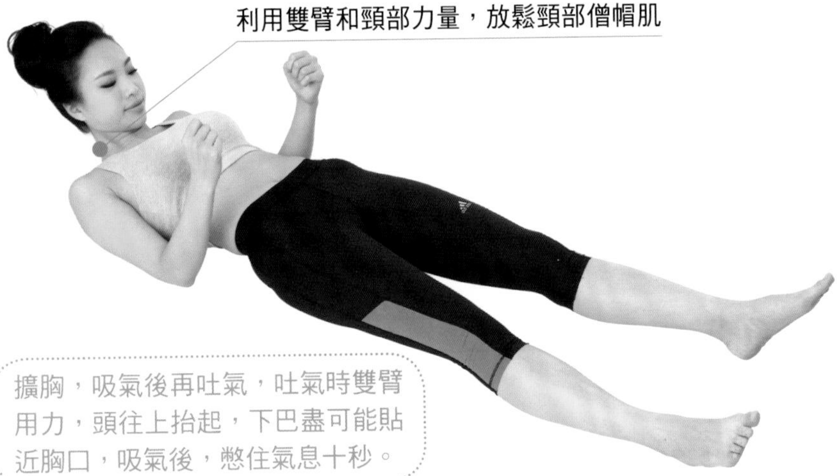

擴胸，吸氣後再吐氣，吐氣時雙臂用力，頭往上抬起，下巴盡可能貼近胸口，吸氣後，憋住氣息十秒。

詳細動作請翻到P.154

第5椎

胸大肌與肋間神經是關鍵點！

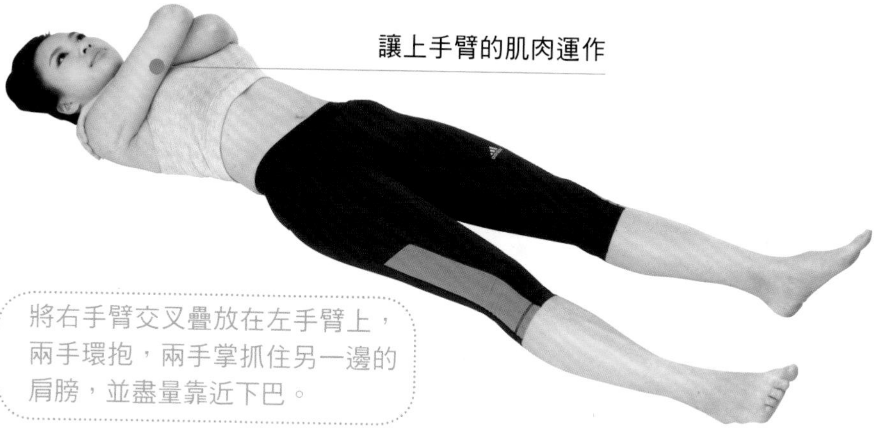
讓上手臂的肌肉運作

將右手臂交叉疊放在左手臂上，兩手環抱，兩手掌抓住另一邊的肩膀，並盡量靠近下巴。

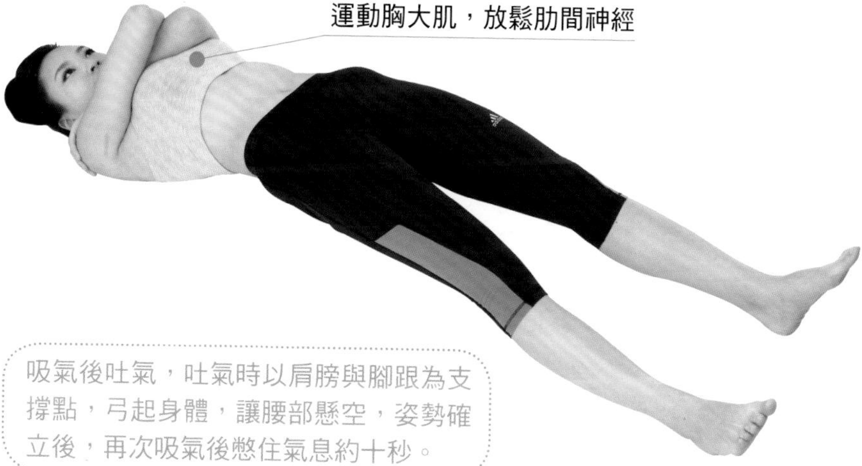
運動胸大肌，放鬆肋間神經

吸氣後吐氣，吐氣時以肩膀與腳跟為支撐點，弓起身體，讓腰部懸空，姿勢確立後，再次吸氣後憋住氣息約十秒。

第6椎

詳細動作請翻到P.170

手腕的正中神經是關鍵點！

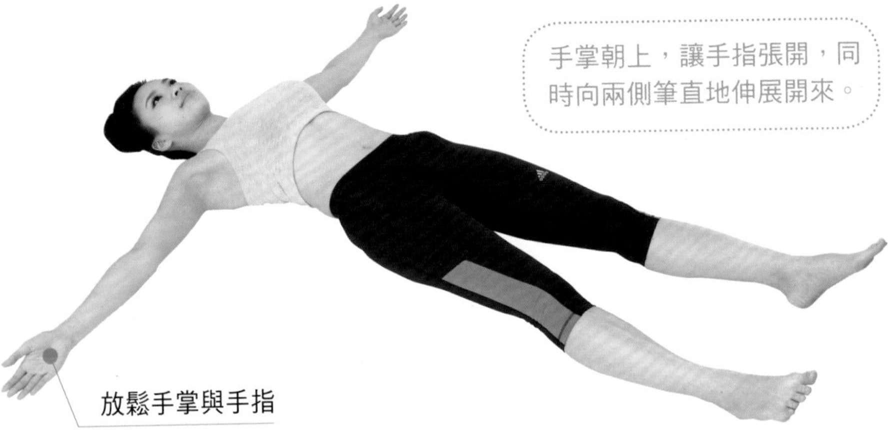
手掌朝上，讓手指張開，同時向兩側筆直地伸展開來。
放鬆手掌與手指

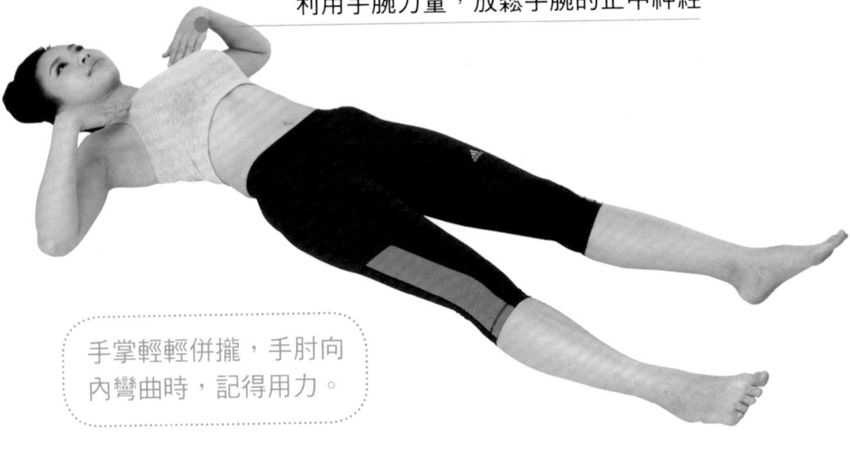
利用手腕力量，放鬆手腕的正中神經
手掌輕輕併攏，手肘向內彎曲時，記得用力。

詳細動作請翻到P.186

第7椎

腕骨附近的鐃側神經是關鍵點！

雙手向兩側伸直，手掌背面貼床面，手指併攏。

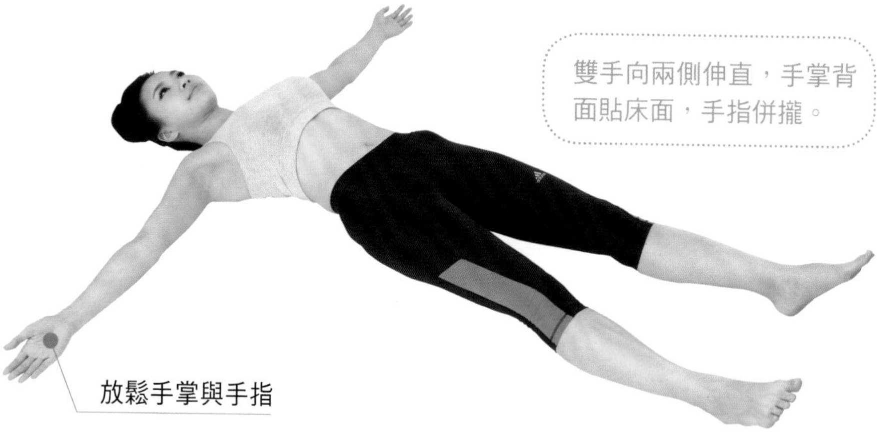

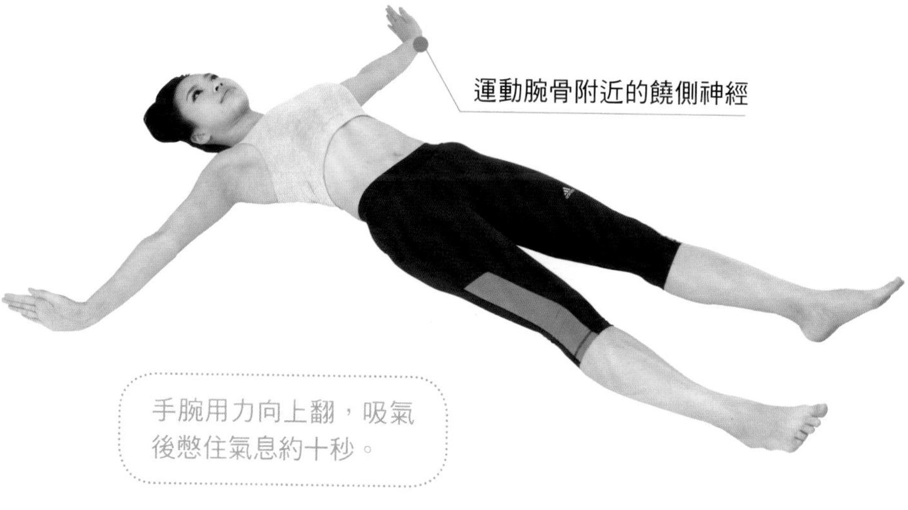

手腕用力向上翻，吸氣後憋住氣息約十秒。

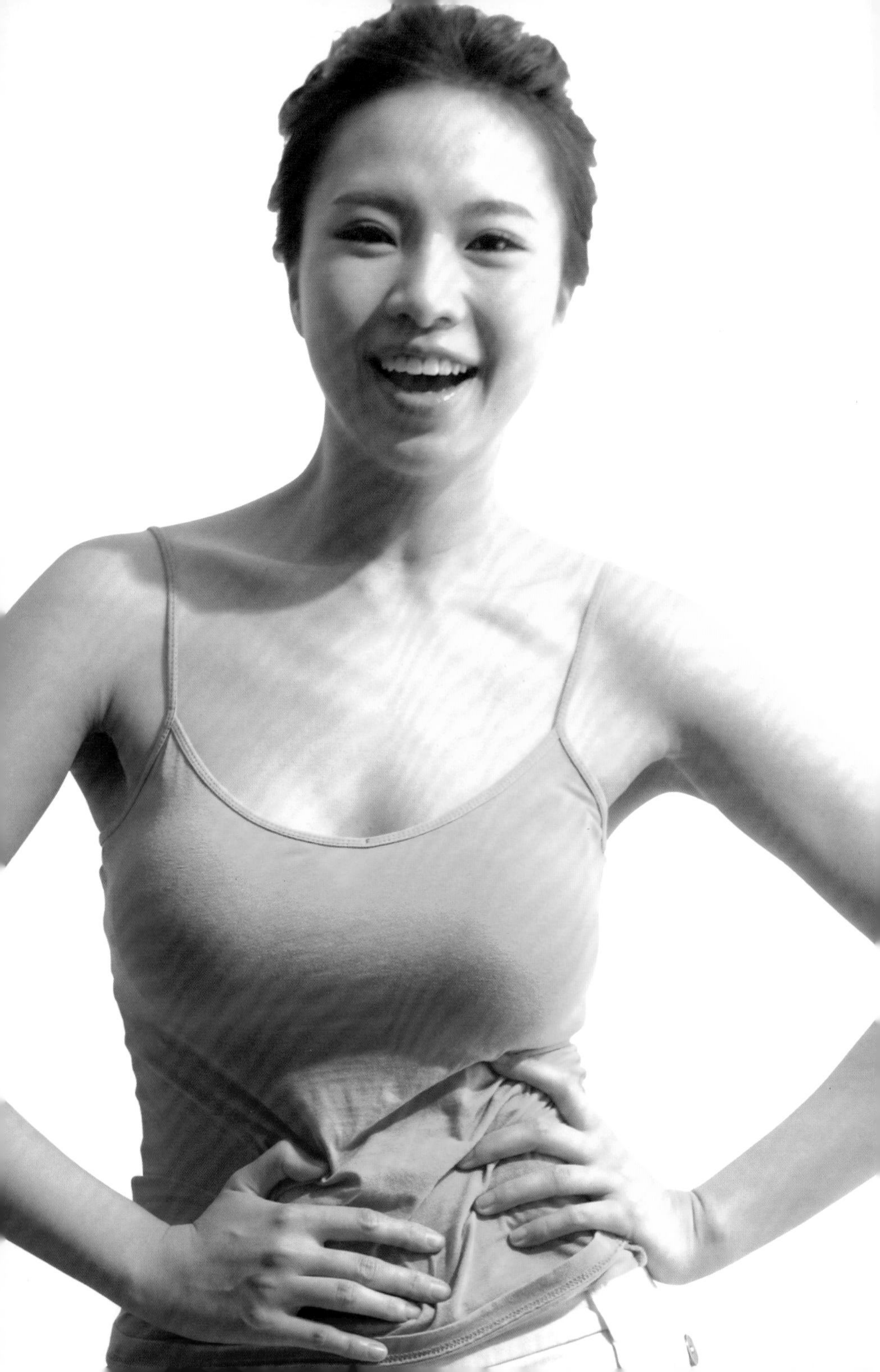

Chapter 3

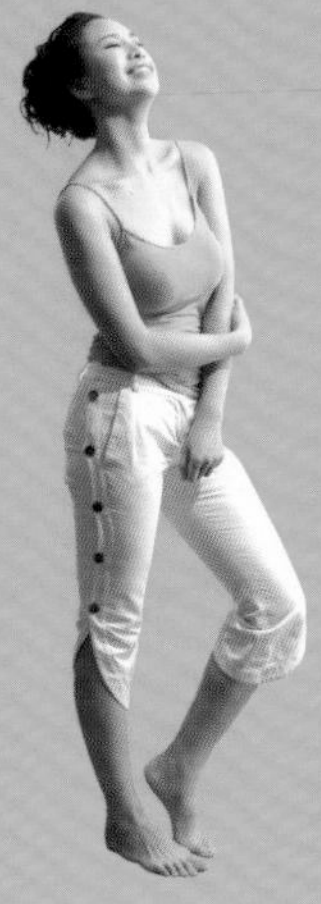

和腰酸背痛說再見
自我檢查法+
馬上減痛法+
頸椎回正自癒操

呼吸困難

看醫生都找不出哪裡生病，但我明明就渾身不舒服，每天胸悶，時常覺得呼吸困難，甚至心情低落到最後醫生也只能叫我找身心科吃藥做治療。

症狀

感覺缺氧，快昏倒，總覺得世界就要毀滅

人們都說心病得要心藥醫，情感創傷的確對身心都會有衝擊，也需要時間來修護，但是，如果能先解除一些身體的症狀，讓整個人都舒服了，再來調適心情，會有更直接的效果。

主、副症狀分析評量

勾選看看
你也有同樣的症狀嗎？

主症狀

- ☐ 呼吸不順，有喘不過氣的感覺
- ☐ 心慌慌的
- ☐ 臉麻
- ☐ 耳朵聽不清、有點悶悶的
- ☐ 失眠
- ☐ 易怒
- ☐ 心情陰鬱
- ☐ 吞嚥時，總覺得喉嚨卡著什麼

副症狀

- ☐ 歇斯底里
- ☐ 肥胖
- ☐ 顏面神經麻痺
- ☐ 莫名頭暈

你也是呼吸困難的危險群？

- ☐ 經常性低頭的人
- ☐ 用腦過度的人
- ☐ 姿勢不良的人

第1椎

這些現象都在告訴你，是第一椎被壓迫了！

Check！特徵　無緣無故感到胸悶、呼吸困難

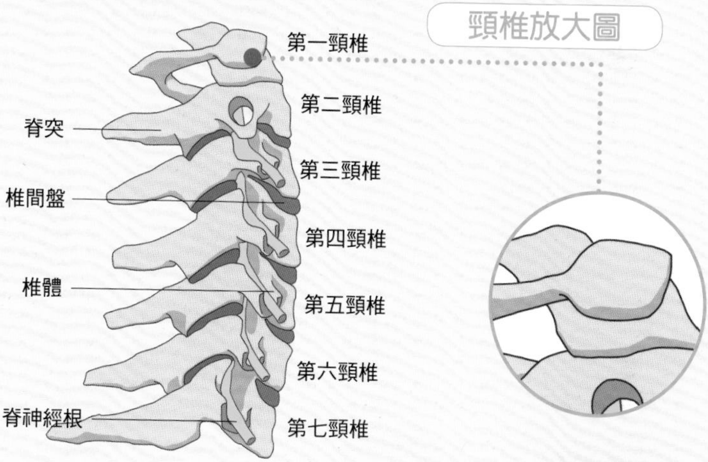

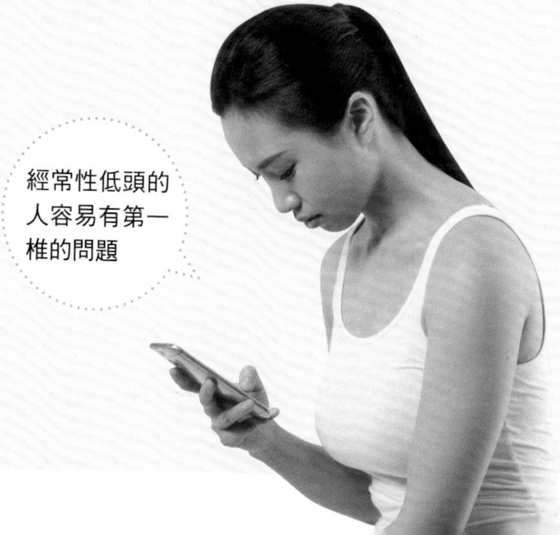

實證故事

失戀心痛竟然導致胸悶、頭痛

晨間醒來，小芬猛然坐起，突然哇地一聲，瞬間爆裂而出的哭聲怎麼也停不下來，她邊揉著胸口，覺得那裡好悶好悶，再怎麼口鼻並用，卻都覺得吸不到空氣，一種窒息感就這麼鋪天蓋地而來。

三個月前，小芬的男友無預警地提出分手，後來，小芬才知道他早已劈腿自己最好的姊妹淘，兩個她最看重的人，從此在小芬的世界銷聲匿跡。

什麼都不想做，人生了無生趣

小芬已經好一陣子，過著好似有體無魂的日子，每天不知為何要起床，夜裡經

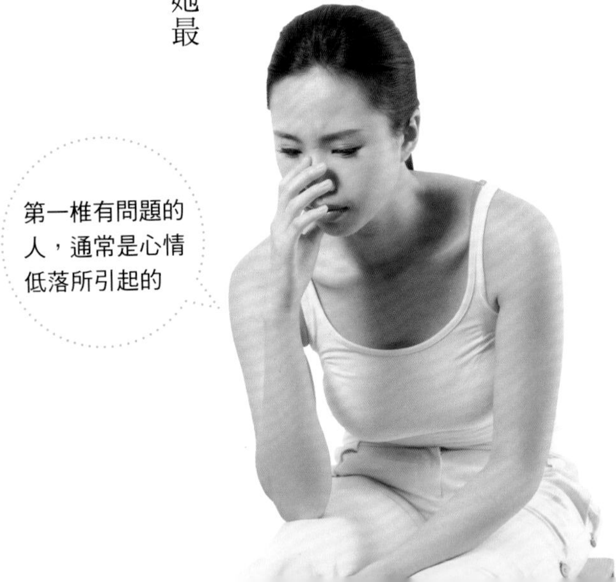

常醒來卻怎麼也睡不著，莫名地就哭泣起來。

個性內向的她，要開展新的人際關係不易，加上情傷，連工作都不想做了，甚至跟公司提出辭職。她向來做事負責，工作勤奮，只是遭逢情感鉅變，整個人大走樣，主管寬慰她，讓她休長假，好好地調適一下。

查不出病因，只能轉診身心科

她的姊姊實在看不下去，押著小芬到醫院去看診，但做了許多檢查，數據一切正常，幾次後，醫生直接幫她轉診至身心科，說不是生理的問題，請她與心理醫生聊聊，說不定會比較好。

小芬感到無比灰心，她幽幽地說道：「唉，連機器都騙我，明明我這麼不舒服……。」說著說著，又啜泣起來，身體的不舒服感又立刻出現了。

小芬一直覺得生理與心理是分開的，也不想承認自己的身體是因為心理因素所造成的。

檢查痛源

第一椎出的問題通常來自嚴重的心病

心理與生理往往互相影響，身體症狀解除同時也會減輕心病

心理與生理是互相影響的，當生理感覺沒有那麼痛苦時，心理疾病治療起來自然也會事半功倍。

自我檢查3段法：原來問題出在第一椎被壓迫了

俗話說：「垂頭喪氣。」回想一下，我們如果鬱卒的時候，頭是不是因為沮喪而容易低下來？如果以卡通或變魔術來形容，頭都好像可以掉到肚子上了，因此第一椎就被擠壓了。

步驟① 枕骨處有明顯腫脹嗎？

當我們詢問小芬時，會發現她不想出門，只想窩在家裡動也不動，不論吃什麼都沒啥滋味，而且吞嚥時總覺得喉嚨卡著什麼，這段期間，她不只是心肝結歸球，連枕骨處都覺得脹脹的、腫腫的，好像被綁住似的。

步驟② 覺得頭痛又胸悶嗎？

接著，再了解小芬的狀況，她會覺得頭時常抽痛，感覺就像有人用皮鞭出奇不意地抽她幾下。有時，耳朵聽起來也是悶悶地，好像裡面塞了棉花，更讓她不舒服的是胸悶，她得經常打開窗戶，大口喘氣，雖然拼命吸氣，卻還是常常有缺氧、快要昏倒的感覺。

步驟③ 「頭後仰時」，無法左右轉動嗎？

現在，我們來做個後仰轉頭測試，第一椎出問題的人，在將頭後仰並左右轉頭部時，當轉到一定的程度，就會出現疼痛感。

自我檢查

步驟

1 枕骨處有明顯腫脹嗎？

檢查枕骨，會發現有腫脹，嚴重者一摸到就會痛。

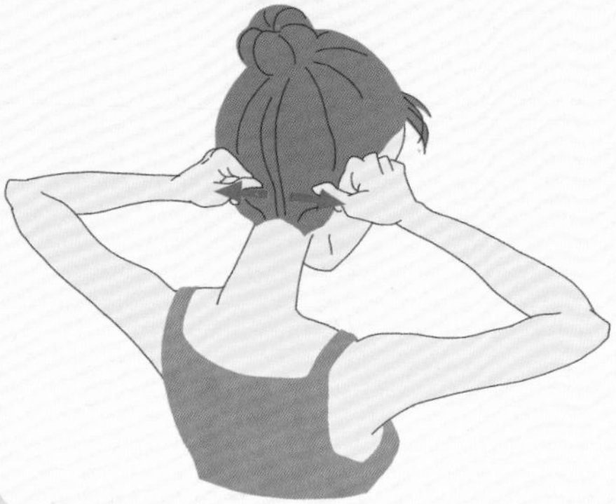

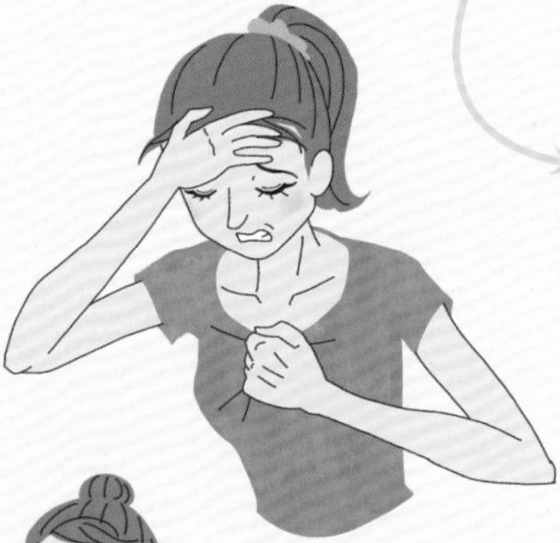

步驟

2 覺得頭痛又胸悶嗎？

腫脹區 (後頸) 會覺得抽痛，覺得胸悶。

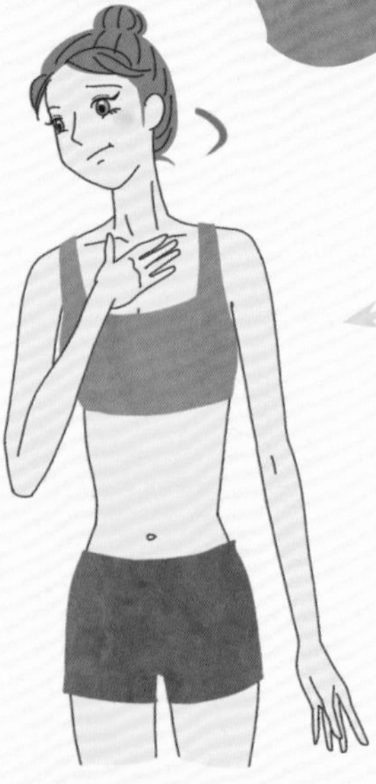

步驟

3 頭後仰時，無法左右轉動嗎？

將頭後仰看向天花板，並左右轉看看，後頸是否會痠痛？

問題出在哪

要解決第一椎的壓迫現象，延髓（延腦）需要更多空間

先來了解一下延腦的身世，它算得上頂天立地，位於大腦最下端，上接腦幹、下連脊髓，就在頸椎第一椎，舌下的正後方位置。延腦是髓狀，所以又稱延髓，頭部與頸椎的連接處有段空隙，讓延腦可以活動，也就是說第一椎與延腦有著唇亡齒寒的關係。

延腦掌管的業務廣泛：管理生命跡象和新陳代謝，以及情緒高低

延腦有多重要？舉凡呼吸、心跳、體溫、消化、新陳代謝、快不快樂等，都是延腦的業務範圍，而且，延腦還跟吞嚥有關。

在身體的地圖中，承接大腦與身體支柱的第一椎與延腦，算得上是黃金地段、功能性強，我們的身體機制中，只要是愈重要的部位，保護措施愈講究，所以，第一椎套著頭顱骨，平常要受傷不容易，除非是外力的撞擊，絕大多數的症狀都是因為壓迫而引起。

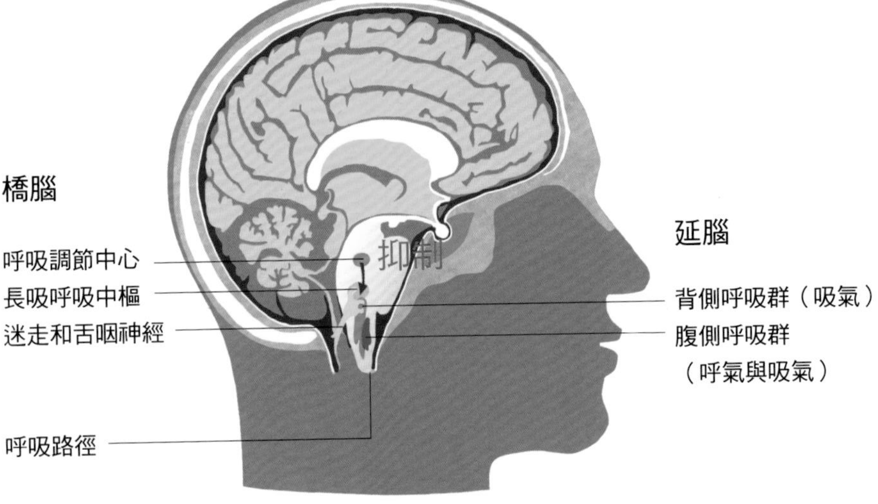

延腦掌管人體的呼吸、心跳等重要生理機能

解痛攻略

為什麼只要「仰著頭」就能即時改善？

看到小芬時，印象深刻的除了她空洞的眼神之外，枕骨的部位異常腫脹，就像有人變魔術把乒乓球變進了後腦勺，不舒服的程度可想而知，但她卻渾然不覺，還以為是情緒的影響。

✚馬上減痛法：先做10秒仰頭動作，可以緩解第一椎壓迫問題

後來，在整體調整過程中，有個很簡單的動作，但是效果很快，就是讓她做個仰頭的動作，才短短十秒，她的臉色當下漸漸紅潤，原本悶悶的聽覺也清楚多了，而且呼吸開始順暢。

再透過更深入的體勢釋放調整後，心情大好的她，開始聊起天來，整個人有醒過來的感覺。

透過調整與自我練習，心理舒暢後也不怕冷，身形還變美

經過一段時間的調整與自我練習，她不但胸悶的情形解除了，也不像先前那樣怕冷也受不了熱，她的身形勻稱了，而且笑容也變多了，還開始注意打扮，她說自己現在可是走時尚路線呢！小芬重回公司的那一天，有位型男新同事招呼著她：「欸，妳是新來的嗎？」小芬笑得甜滋滋的，難怪人家說：「下一個男人會更好。」看來，她的春天已經不遠啦！

小芬的困擾解決了，倒是我開始好奇：「為什麼只是個抬頭的動作，讓她改變這麼多？」

仰頭使頸椎第一椎往後移，讓延腦不受到壓迫

舌頂上顎，看著天空的動作，能使頸椎第一椎往後移動，讓出空間就不會壓迫到延腦。因為生活習慣不良，導致血管緊繃，血管拉緊時會變長變細，又為了送出更多血液，所以得撐開，變得又硬又腫，仰頭的動作會讓血管的距離縮短，會讓它

變鬆、較有彈性，血管兩端不論是往上至頭部，或往下到軀體的血液流量也會比較正常、順暢。

仰頭也會使舌下正後方的延髓露出來，當我們這麼做，人類的求生本能會被激發，因為脖子外露對人來說是危險的，這時，大腦會下達命令將大部分血液回送到軀體，為了準備防衛，面對危險。

養成「抬頭看天」好習慣：甲狀腺不亢進，很快可消除緊張狀態

另外，常抬頭看天，甲狀腺會較不亢進，人會變得隨意些，頭腦也會變清明，對常常過度緊張的人來說可以時常動，適度地懶散也是好事。

古時候，夜觀天象的孔明特別聰明，除了天賦異稟之外，他常適度地仰著脖子，大腦較不易缺氧，頭腦自然就比別人反應快。

舌頂上顎：仰天長嘯VS夜觀天象＝仰頭

歷史星光大道上最鬱卒的出場者——岳飛，應該是經典之一，如果你空有一身本領卻受制環境無法施展，也會跟他一樣，想要仰天長嘯。接下來出場的是三國型男代表——孔明，他頭腦好是出了名，但他不只飽覽群籍，還經常夜觀天象，觀出三國鼎立、看得名垂青史。

如果你比較偏好偶像fu，那也行，來段《來自星星的你》吧！哇，韓星歐霸金秀賢或帶點靦腆的大仁哥，但不論你挑哪種路線，擺哪種pose，有沒有發現，他們的動作都是仰著頭？停！就是這個動作，就可以立即緩和頸椎第一椎的壓迫。

仰頭的動作，其實是對身體說「善意」的謊言

因為作息不正常，導致身體偏離了原本該有的姿態，而且一旦習慣了，明明歪了，我們還是覺得這樣比較舒服。但是，時間一久，要付出更大的代價，所以「身體想要

回歸正道」，柔性勸說常常是曠日廢時，還被你當作耳邊風，所以，乾脆來個小小的疼痛空襲警報，讓身體有所警覺。

多巴胺可使人快樂，但容易養成依賴

好逸惡勞是人性之一，人類下意識地希望大腦多勞，身體就能少勞動，而且大腦能分泌多巴胺，讓人得到滿足，為了追求更多成就感，所以只勞心，不勞力，但是大腦固然很重要，沒了軀體要如何存在呢？

活著就是要動，才能獲得真正的身心快樂

人活著要動，身心都要並用，長期忽略身體，使得身心分離，疼痛就成了軀體的殺手鐧，「會吵的孩子有糖吃」的道理，我們的身體也懂。所以，我們要開發更多可以帶來滿足感的管道，這樣也比較不會對腦內啡產生依賴性。

例如：要讓小孩快樂，最簡單的方式就是搔癢，父母如果平常多跟小朋友玩搔癢的遊戲，可以讓孩子身心更健康。

頸椎回正自癒操

轉頭舉手法

1 仰躺：兩手貼在身側，雙腳打開，與肩同寬。

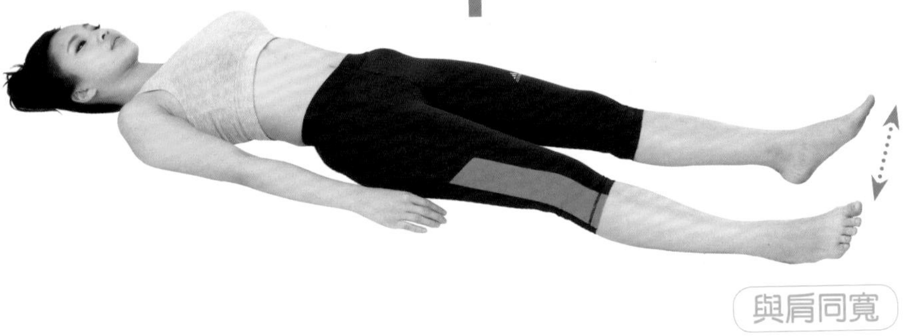

2 將脖子朝右側轉動，脖子能多貼近床面就多貼近。

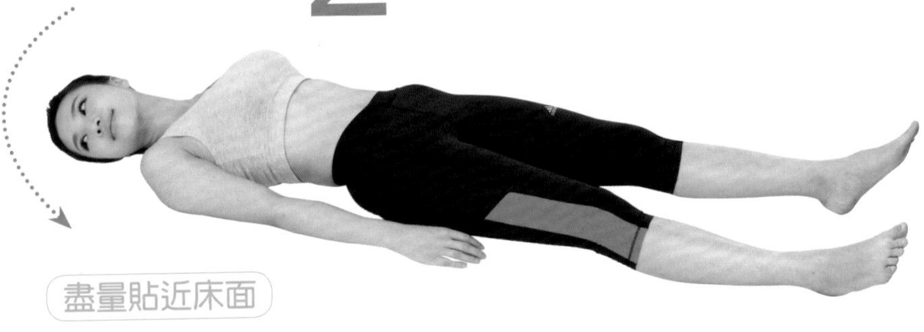

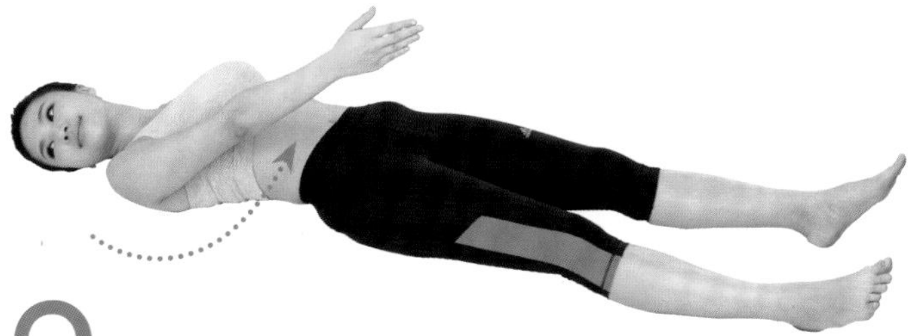

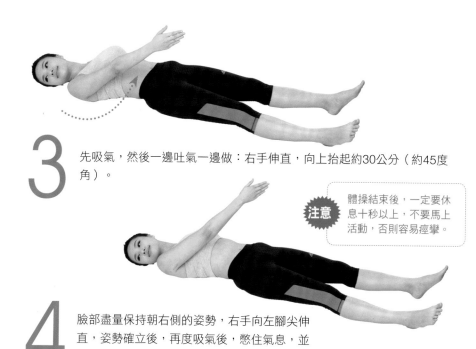

3

先吸氣，然後一邊吐氣一邊做：右手伸直，向上抬起約30公分（約45度角）。

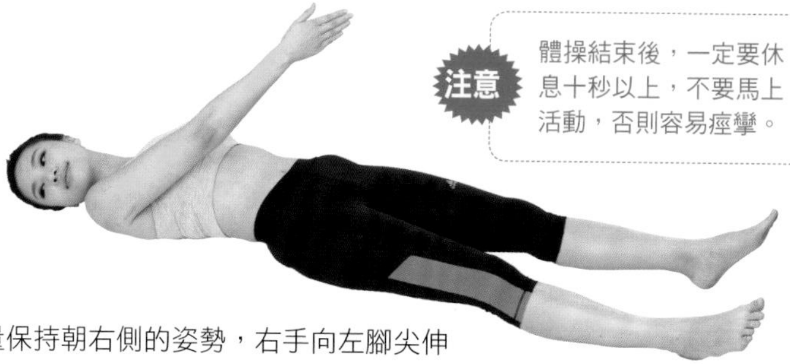

注意 體操結束後，一定要休息十秒以上，不要馬上活動，否則容易痙攣。

4

臉部盡量保持朝右側的姿勢，右手向左腳尖伸直，姿勢確立後，再度吸氣後，憋住氣息，並持續此動作及手部高度10秒。

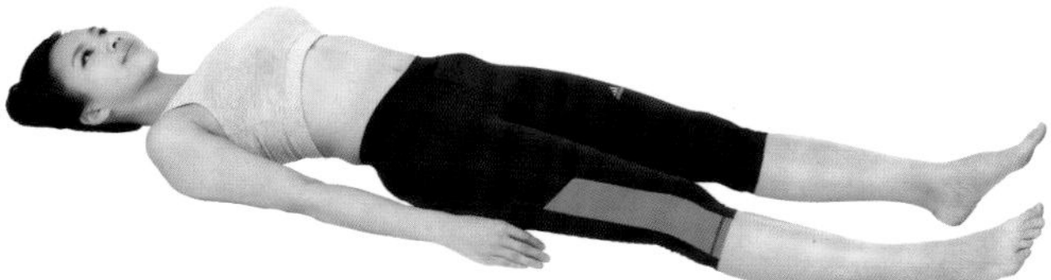

5

自然放鬆後，將臉部、手回到原來位置，維持原先的平躺姿勢，並靜止10秒。頭轉向左側再重複上述步驟一次。（反方向再做一次）

Tips　如果體操無法做到位，你可以這樣做！

只要利用透氣膠布，貼在照片中的位置，再試一次，就可以輕鬆達到目標了！

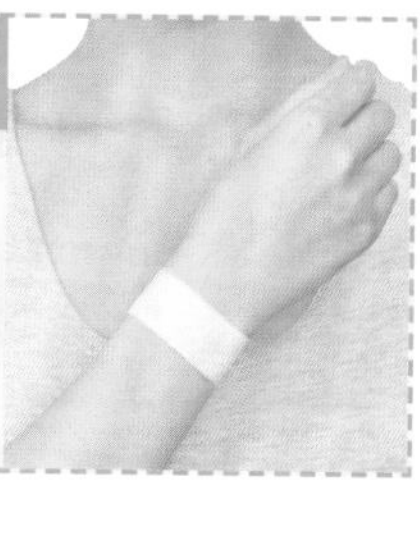

專業操體法

手指推頭鬆解法

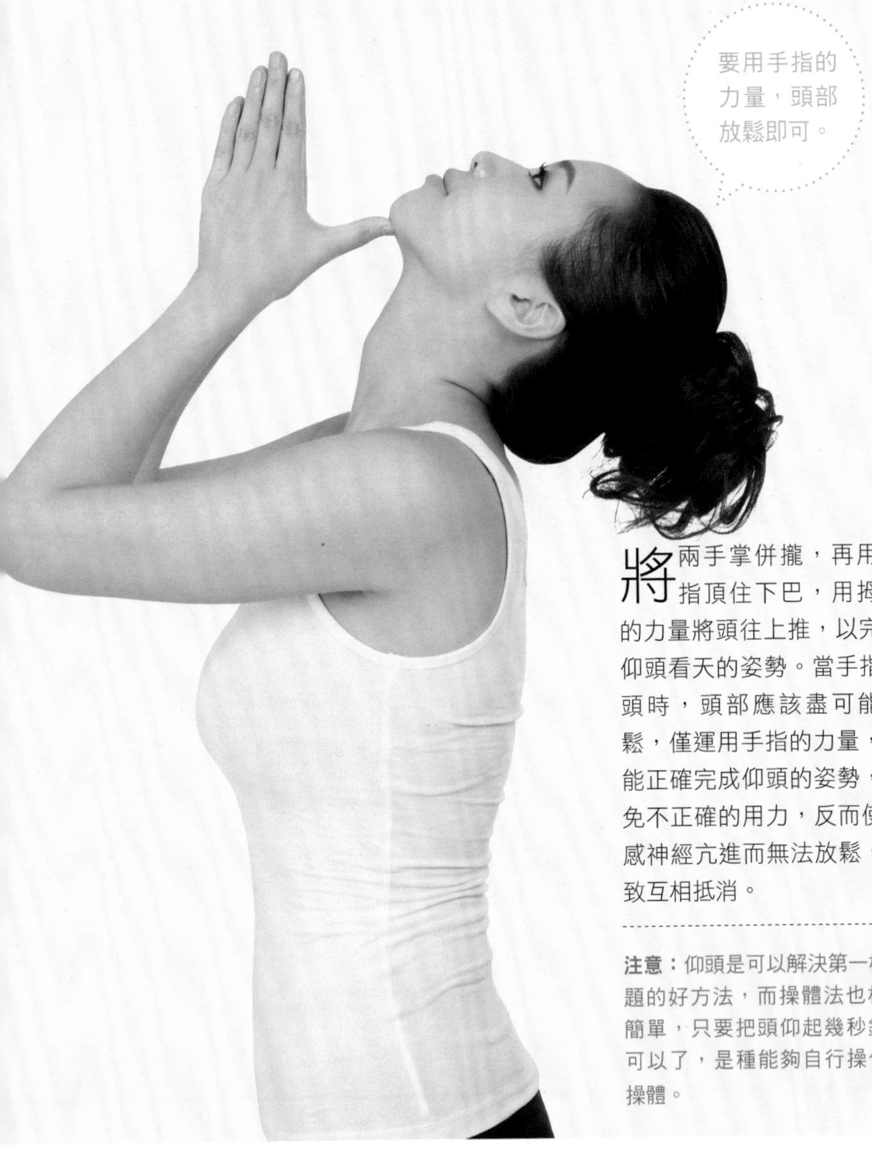

將兩手掌併攏，再用拇指頂住下巴，用拇指的力量將頭往上推，以完成仰頭看天的姿勢。當手指推頭時，頭部應該盡可能放鬆，僅運用手指的力量，才能正確完成仰頭的姿勢，避免不正確的用力，反而使交感神經亢進而無法放鬆，導致互相抵消。

注意：仰頭是可以解決第一椎問題的好方法，而操體法也相當簡單，只要把頭仰起幾秒鐘就可以了，是種能夠自行操作的操體。

TIPS 1

日常小物自救法

第一椎有壓迫的人，可以補充魚肝油

魚肝油顧名思義就是從魚的肝臟中萃取出來的油脂，內含有豐富的維生素 A、D，對於軟骨組織和骨骼都有不錯的修復效果，因此，頸椎有問題的人來說，魚肝油是種很好的補充、自救法。

頸椎第一椎出問題的人，通常也帶有些神經系統上的問題，而魚肝油對於修復神經系統也有不錯的效果。

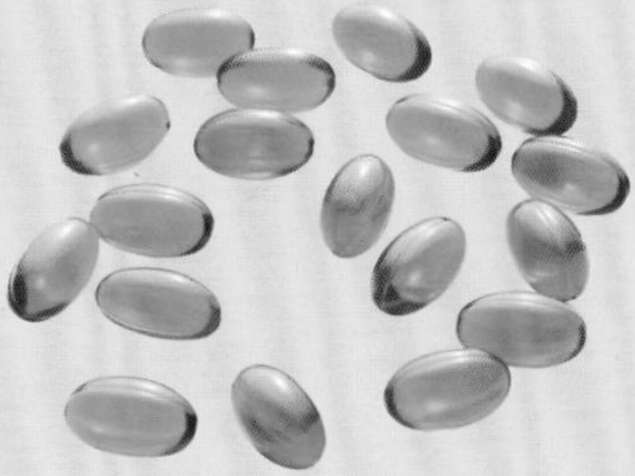

但需要注意的是，魚肝油並不是多多益善，由於其特性是脂溶性，若吃太多會無法排出，反而造成身體的負擔，需依照各廠牌的食用說明補充會較為安全。

TIPS 2

小知識

仰頭＝用戒斷的方式，找到比「多巴胺」更多的快樂

仰頭的動作也能暫時地阻隔激動的情緒，特別是哭得停不下來的時候，仰頭持續三十秒，你會發現眼淚居然收住了，仰頭之所以能瞬間控制情緒的作用，是因為訊息被阻斷了。

當然，哭泣也是某種心情的抒發，只是當我們遇到必須在當下要先控制情緒時，仰頭的動作就能派上用場囉！

偏頭痛

只要生活一開始忙碌，偏頭痛就會像是金箍一樣跟著自己，彷彿在頭上的環狀立體音響一樣，怎麼樣也擺脫不了，一痛起來，甚至想要把頭砍掉算了。

表面症狀

腦內緊縮感，一緊張就報到

第二椎引起的偏頭痛患者，最典型的原因就是緊張和忙碌，只要一感到緊張，偏頭痛一定會跟著發作，伴隨著而來的症狀，像是覺得體溫夯夯的，但一量起來卻沒發燒，整個人覺得悶悶的等，也讓第二椎出問題的人，感到十分困擾。

主、副症狀分析評量
勾選看看 你也有同樣的症狀嗎？

主症狀

- □ 偏頭痛

副症狀

- □ 頭部血液循環障礙
- □ 體溫夯夯的
- □ 心悸
- □ 整個人覺得悶悶的
- □ 頭上像戴個過小的帽子

哪種人是危險群？

- □ 忙碌
- □ 用腦過度
- □ 過度緊張
- □ 責任感過重
- □ 習慣性咬緊牙根

第2椎

這些現象都在告訴你，是第二椎被壓迫了！

Check！特徵 一覺得緊張就開始偏頭痛

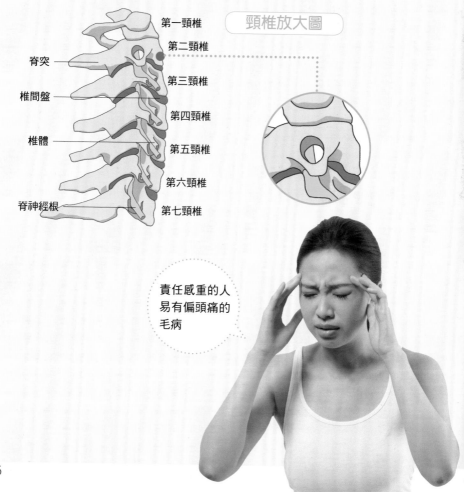

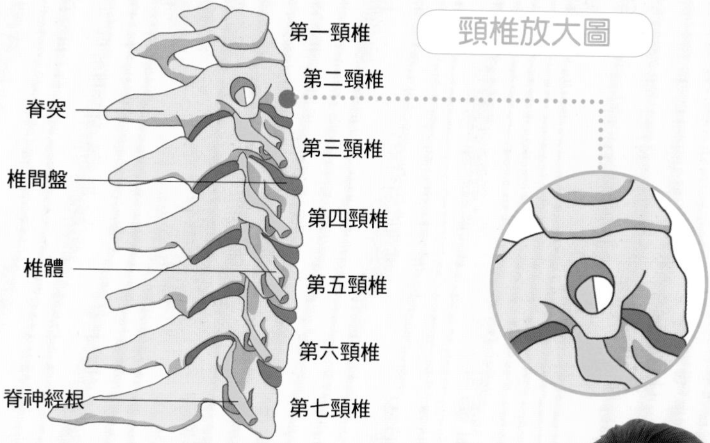

責任感重的人易有偏頭痛的毛病

實證故事

痛到想把頭「砍掉」，這是血液通不過去的警告

你是否有過莫名的頭痛？整個人覺得悶悶的、頭緊緊的、一種壓迫式的疼痛如魔咒般糾纏不清，就像戴上孫悟空的金箍怎麼甩也甩不掉！說到調皮的孫悟空最怕的頭痛，謝小姐就很能體會。

謝小姐，今年三十五歲，從事會計工作十多年，個性非常要求完美，帳上一塊錢都一定要找出來，屬於當自己工作完成時，還會主動把別人的事一起兜過來的類型。

也不知從何時開始，謝小姐只要一忙起來，就會開始偏頭痛，那種痛法就像在頭上戴了個過小的帽子般，有種緊縮、壓迫的感覺。到醫院檢查、看診當然都做過，

可是所有的檢驗數據實在看不出有什麼問題，偏頭痛就像影子一樣，嚴重困擾著她。

換工作、換醫生通通查無病因

後來，她想，也許換個新的工作環境，頭痛情況就可以改善，所以來到新公司，工作上的事當然難不倒她，可是不知為何，每次見到老闆娘，偏頭痛就像「贈品」一樣，馬上跟著出現，奇怪的是，老闆娘對待員工和善，又從不給她壓力，沒道理一見面就緊張啊！

就這樣，偏頭痛的情況反而愈來愈嚴重，止痛藥吃了一堆，但是頭痛說來就來，要痛的時候還是痛。跑了好幾家醫院，還是找不到原因，有些醫生還建議，要將她轉診到身心科，看看是不是精神壓力太大。

檢查痛源

會引起第二頸椎壓迫，和「記憶中的緊張」有最大的關係！

先解除肌肉記憶，才能真正放鬆

相信很多人都心有同感，雖然腦子知道不需要害怕緊張，但是肌肉以前所累積的害怕記憶無法解除，生理自動緊張，所以想要消除緊張的記憶，反而不要刻意去控制，尤其不要聽別人說「放鬆」，常常愈聽愈緊張。

我們要運用人體的自我痊癒能力來恢復健康，簡單又沒有副作用，真正終結偏頭痛。

自我檢查2段法：原來問題出在第二椎被壓迫了

步驟1 脖子無法上下轉動嗎？

當我們觀察謝小姐全身動作狀態，發現謝小姐不太能上下轉動她的脖子，而且偏頭痛的最明顯位置是在頭的斜後方，原來真正的問題出在頸椎第二椎受到壓迫。

步驟2 按大耳神經處會痛嗎？

接著，輕輕地按揉她的大耳神經處來確認一下，果然，她立即感覺到頭痛變輕微了。

自我檢查

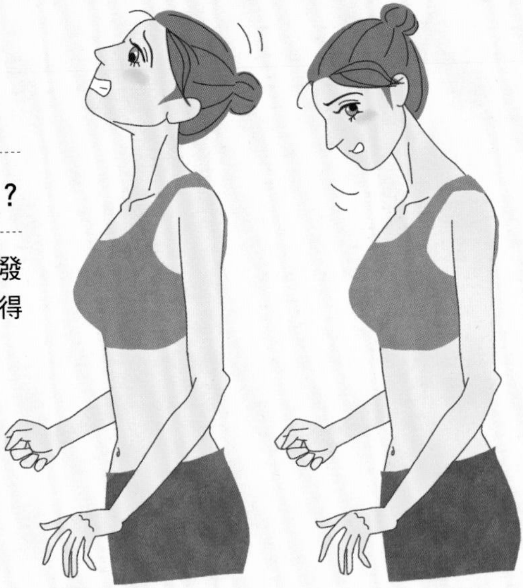

步驟

1 脖子無法上下轉動嗎？

將頭往上仰，再將頭往下點，會發現頸部酸痛，無論上下動都會覺得不舒服。

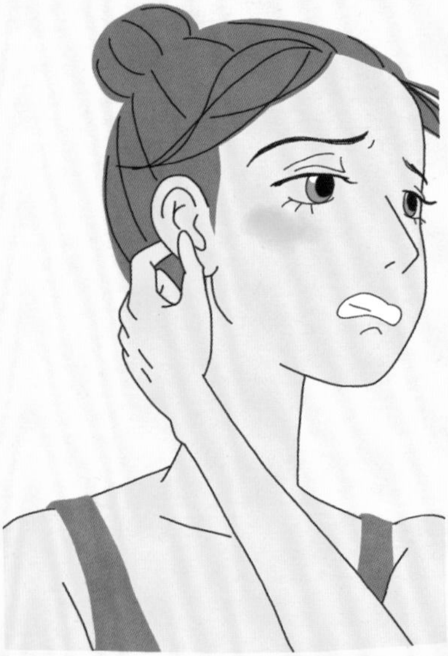

步驟

2 按大耳神經處會痛嗎？

輕輕按揉自己的大耳神經處，會有酸痛感嗎？此法最好由他人幫忙檢測比較準確。

✚馬上減痛法：來練「咬牙籤」放鬆操吧！

《英雄本色》裡周潤發所飾演的小馬哥，對付偏頭痛應該很有一套吧！

因為他令大家印象深刻的不是他那沒有風卻會自行擺動的酷大衣，也不是躲過飛身掃射的子彈時，比麥可喬丹更能對抗地心引力的身段，而是那一根叼在嘴裡的牙籤！讓他在面對一觸即發的緊張場面，依然氣定神閒的模樣，這不只是電影劇情，也很符合生理學的概念。

不管是牙籤、吸管、樹枝、筆等，都可以做釋放緊張的練習，但是運用咀嚼肌來放鬆，力道要恰到好處，千萬別咬得呲牙裂嘴的，嚇壞了路人甲乙，正確的方法是要有點緊又不太緊，自然地咬合，只要用可以咬住牙籤的力量即可。雖然這個動作看起來不太美觀，但絕對可以舒緩緊張指數，透過不斷的練習，次數多了，肌肉自然會「記得」這種釋放緊張能量的方式，久而久之，不必咬東西也能放鬆。

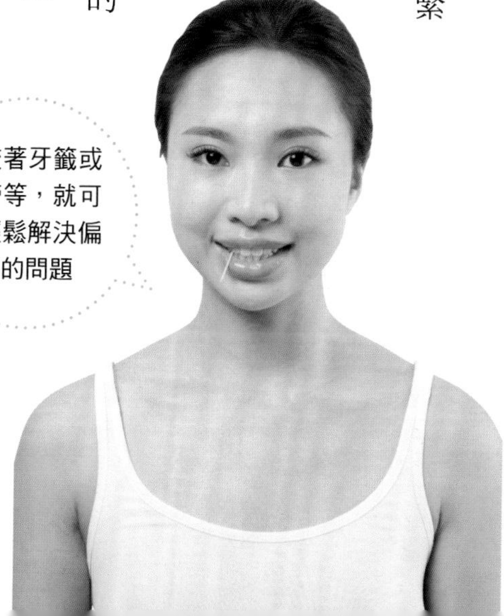

輕咬著牙籤或吸管等，就可以輕鬆解決偏頭痛的問題

問題出在哪

用腦過度或過度緊張的人，是偏頭痛最愛的對象

偏頭痛為什麼會和頸椎第二椎有關呢？

是因為用腦過度或過度緊張的人，血管容易充血膨脹而且變硬，而第二環椎兩側有孔洞讓動脈通過，血管一旦膨脹，就會拉扯到第二環頸椎，連帶地跟第二頸椎相連的肌肉束也不會好過。

這個位置正好位在頭後側斜上角的範圍，所以即使骨頭、身體組織沒問題，光是這個狀況就足以讓你大唱：「啊，多麼痛~的領悟~嗚嗚嗚……。」

一般人對付偏頭痛，經常是吞些阿斯匹靈或止痛劑，問題是，你可能經年累月地吃了一拖拉庫的藥，頭痛卻像阿諾史瓦辛格一樣，老愛說：「I' ll back!」它甚至連門鈴都不按，想來就來，讓人恨得牙癢癢。那麼，有何方法可以讓我們「永遠」

向偏頭痛說 bye bye 呢？

首先，我們要了解到底是哪些事引發自己的緊張感，以謝小姐為例，在與她聊天後才發現，原來是老闆娘跟她那嚴厲的小學老師長得很像，答案一解開，加上自我體操的配合，謝小姐果然不再怕面對她的老闆娘了。

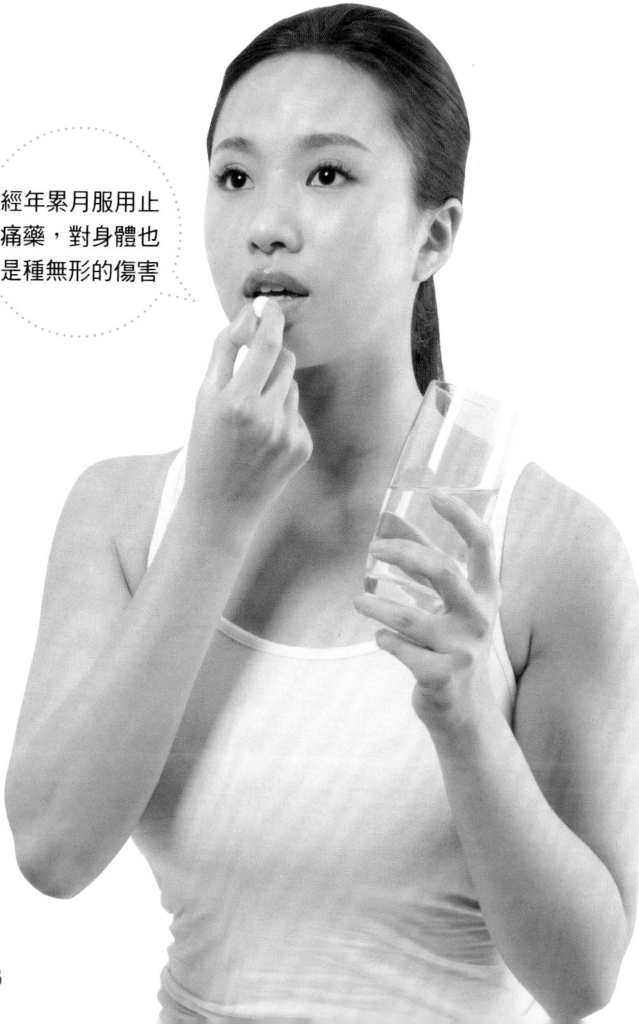

經年累月服用止痛藥，對身體也是種無形的傷害

解痛攻略

咀嚼肌啟動，解決緊張性偏頭痛的不二法則

想要解除緊張引起的頭痛，根本之道就是要釋放緊張、消除緊張。這個原理很簡單，偏偏有很多人做不到，腦袋很想放鬆，身體卻不聽使喚！

來自登山者的基礎生理知識

所有專業登山者都知道，往上登頂的過程，因為大氣壓力的影響，使得人體內部氧化作用加速，身體的肌肉與神經系統也跟著緊張而引發頭痛，這時，有經驗的爬山者會拿根小樹枝咬在嘴裡，就不會頭痛了。他們咬的並不是什麼千年靈芝或珍奇藥草，而是運用基礎的生理知識，轉移肌肉的用力點。

咀嚼肌工作時，交感神經會安靜下來

當我們要用牙齒咬住東西時，包括下巴、脖子、肩膀乃至全身的肌肉都會自然放鬆，因為用來咀嚼的肌肉會支撐脖子，使其挺立以保持全身的平衡。

所以，用咀嚼肌的力量去放鬆全身肌肉，交感神經就比較不亢奮，身體也就恢復平衡。

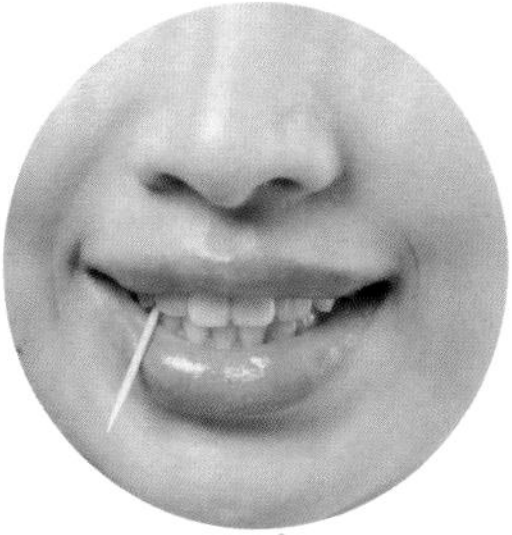

用咀嚼肌的力量放鬆全身肌肉，同時也可放鬆交感神經

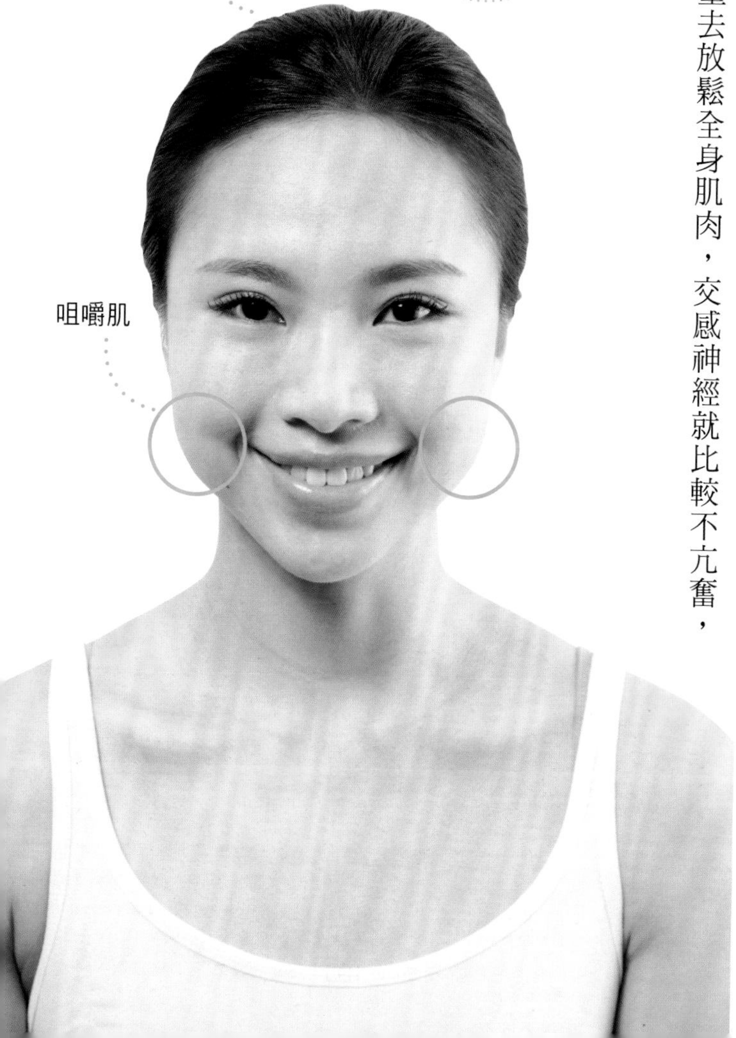

頸椎回正自癒操

上臂撐頭法

1 仰躺，雙腳打開與肩同寬。

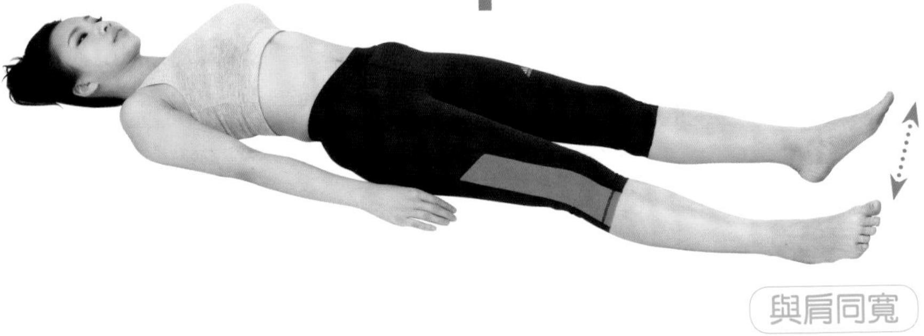

2 手肘垂直彎起，貼在身體兩側，類似準備跑步的姿勢。

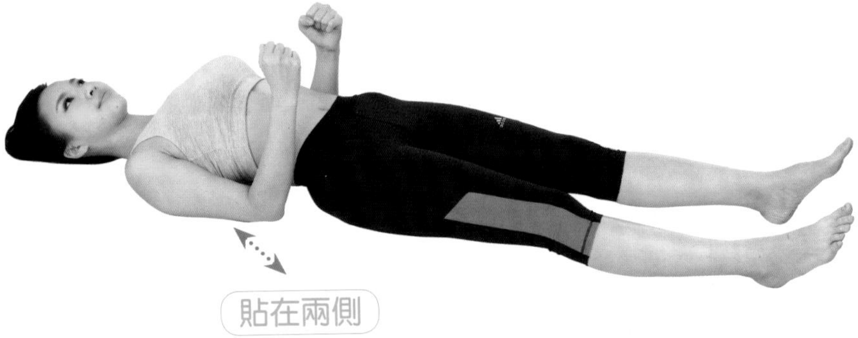

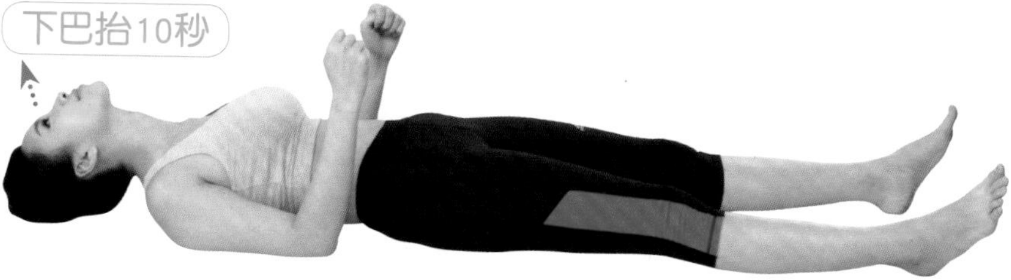

3

擴胸，將肩胛骨往中間夾緊，頭部後方用力撐起身體，下巴往上抬，持續此動作十秒。

注意 結束後，一定要休息十秒以上，不要馬上活動，否則容易痙攣。

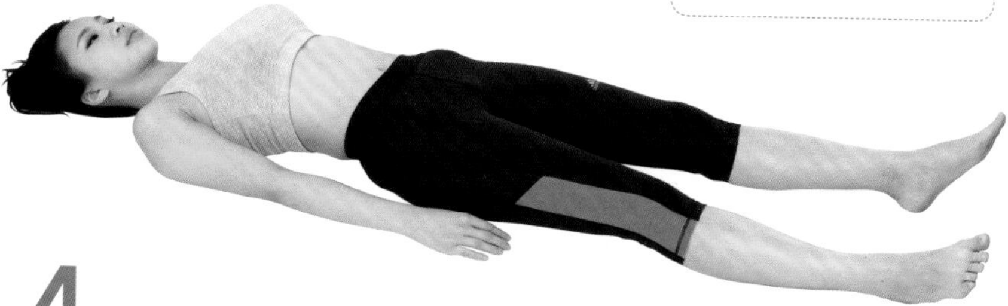

4

將頭部、手回到原來位置，放鬆全身力量，並靜止十秒。

Tips 如果體操無法做到位，你可以這樣做！

只要利用透氣膠布，貼在照片中的位置，再試一次，
就可以輕鬆達到目標了！

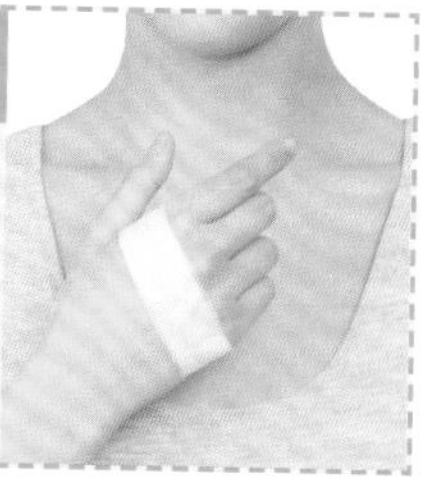

專業操體法

按揉大耳神經法

這個治療動作要由別人來操作，否則會因為身體的反作用力而自我抵消。

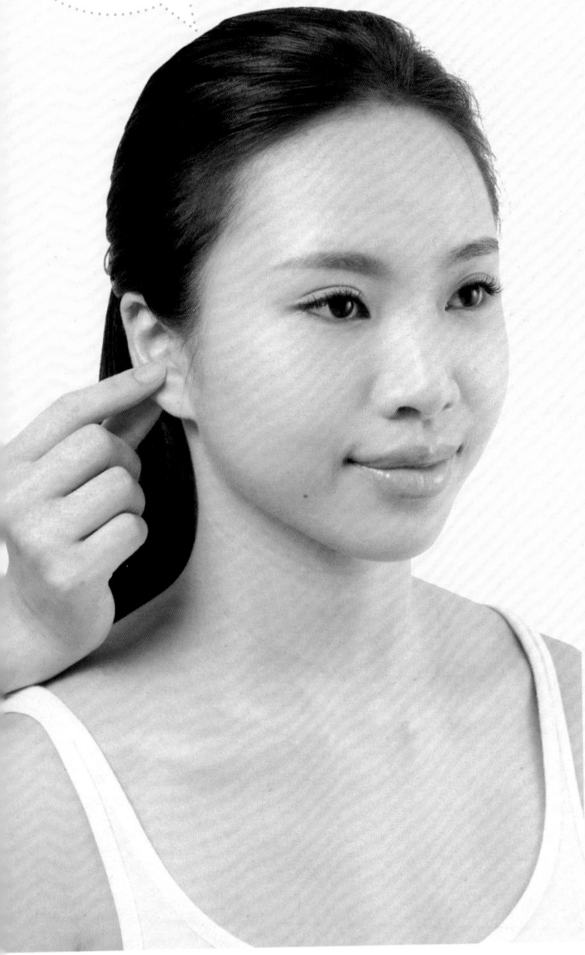

按揉大耳神經處，即可緩解偏頭痛

看招！請家人幫忙伸出手來按揉耳朵的大耳神經處即能馬上緩解不適。

因為第二椎有壓迫的人，這個部位即使輕輕碰一下，也會有疼痛感，就這麼揉個一兩分鐘，可以立即使血液流向耳朵，類似疏導的作用，相關的血管就不會過度膨脹了。

注意：當家人在揉按大耳神經處時，可以站在你的身後或旁邊，只要方便施力就可以了，但一定要注意，動作要輕柔，大概是會感到些微疼痛的程度即可。

TIPS 1

日常小物自救法

無人幫忙時，用小夾子也有效果

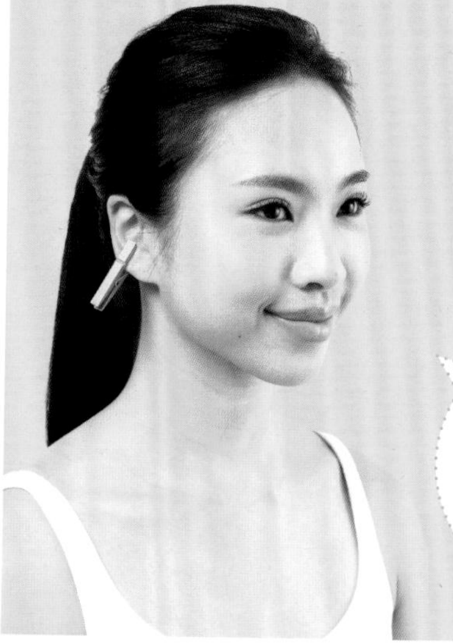
用夾子夾住大
耳神經處，也
可緩解緊張性
頭痛喔！

如果一時之間找不到人可以幫忙按揉你的大耳神經處，那麼，夾子就能派上用場，這可不是綜藝節目的整人戲碼，只要夾對位置還真有效果，就夾在大耳神經的部位，只要幾秒鐘，而且若用木頭夾，效果會更好喔！

TIPS 2

小知識

什麼是「肌肉記憶」？

很多人以為記憶是大腦的專利，其實我們的肌肉、神經系統，甚至細胞都有記憶的存在，你可能會忘記老婆生日、欠了別人多少錢、考試的答案、該做的事等，卻不會忘記怎麼騎腳踏車、開車或運動。

運動員最清楚肌肉有多麼強大的記憶存檔，例如：該用多少力？該牽引哪些肌肉？如何保持平衡？這些都已經存檔在腦海裡，無意識就會反映在當下。有時一邊騎車一邊想事情，仍能在不知不覺中到達目的地，就是最好的例子。

落枕

落枕對某些精神壓力大的人是常見的問題，其中又以雙下巴的人更容易中獎。落枕的痛苦，有過經驗的人都了解，落枕時，只要透過壓按承漿穴就可以達到緩解的效果。

症狀

一有壓力就落枕，彷彿承擔不了重擔

一有重要的事情就會睡落枕，彷彿已經是第三椎出問題的人的宿命了，除了落枕外，第三椎有問題的人通常都是個性負責、工作壓力大的，有時會出現鼻塞、講話時有鼻音的問題。第三椎引起的落枕，最大的原因不是睡姿，而是緊張和壓力，當然，這和體型也會有些關聯，因此，有雙下巴甚至三層下巴的人，更是好發族群。

主、副症狀分析評量
勾選看看你也有同樣的症狀嗎？

主症狀

- ☐ 落枕
- ☐ 背部酸痛
- ☐ 頸部活動受到限制，上下動就會覺得痛

副症狀

- ☐ 鼻塞、説話有鼻音
- ☐ 眼睛疲勞
- ☐ 胃下垂

哪種人是危險群？

- ☐ 傷風感冒
- ☐ 壓力大
- ☐ 施力不當
- ☐ 情緒過度緊張

第3椎

這些現象都在告訴你，是第三椎被壓迫了！

Check！特徵　有重要事就會發生落枕

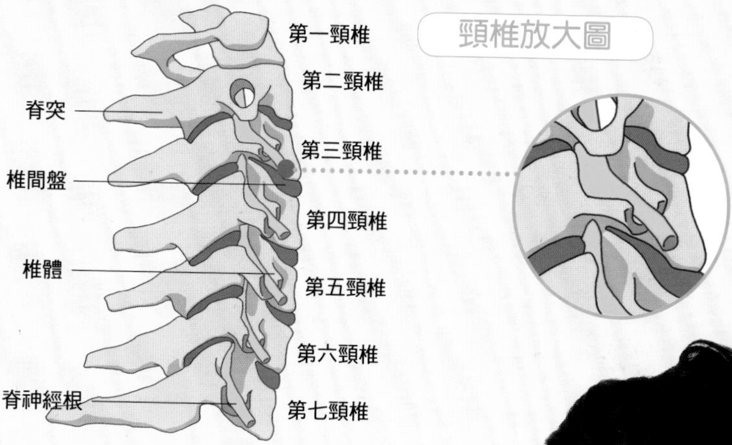

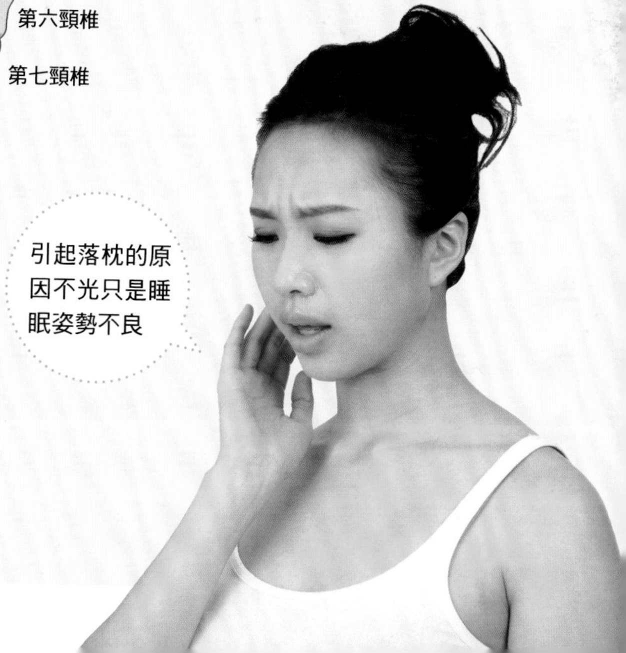

實證故事

落枕影響工作表現

還不到四十歲，就在某知名跨國企業擔任高階主管的廖襄理，算得上年輕有為。工作努力但也壓力如山大的廖襄理，經常一覺醒來就會有落枕的情況，背部明顯酸痛，頸部活動受到限制，脖子左右轉動還行，但只要上下動一下，就會覺得疼痛。

雙下巴、啤酒肚，不到40歲就像個歐吉桑

身材福態的他，除了臉部還看得出年輕的模樣，其他像是早生華髮，脖子以下，也像是渾然天成的歐吉桑，再加上雙下巴以及啤酒肚的加持，常讓公司的後進誤以為他是資深的老前輩。

習慣性落枕，長期只靠藥布或噴劑舒緩

有次公司內部有個重要會議，他早早起來準備，但是一起床，熟悉的疼痛又來了，脖子稍微動一下都覺得難過，連穿衣服這麼簡單的動作，也花了他好些時間。

原本，他的習慣會拿些藥布或噴劑，看能不能舒緩一下，但這天是重要日子，他得保持最佳的儀容，而不是把自己脖子貼得像違章建築。

落枕，讓他被誤解為驕傲

當天開的大會是公司亞太地區的彙報，廖襄理要負責上台報告，他為了這個專案早已耗費多時，投注極多心血，根本不可能請假。他時不時得抬頭看投影的報表來輔助說明，更別提要跟那麼多分公司高階主管點頭寒喧，他卻只能以四十五度角的視野跟人打招呼，不知道的人還以為他因為受到公司重用有了驕態。

廖襄理暗自叫苦，覺得自己的脖子簡直成了整人玩具，疼痛老是跟他玩著一二三木頭人的遊戲，但他咬緊牙關，不露出一絲痛苦的表情。好不容易熬到會議結束後，他都不知道自己是怎麼走出會議室的。「這該死的落枕，到底要來幾遍？」廖襄理忍不住在心底咒罵著。

檢查痛源

頸部上下動就會覺得痛，是壓力型落枕的主要症狀

肌肉太少運動，惡性循環後更容易落枕

肌肉的天職就是要動，如果有誰怠惰，因為缺乏運動而循環不良，我們的身體機制會自動以油脂包覆來保護，避免肌肉纖維化，而油膩膩的肌肉更難去使力。

自我檢查2段法：原來問題出在第三頸椎被壓迫了

什麼原因會讓肌肉總是放鬆不來？傷風感冒、壓力大、施力不當、情緒過度緊張等，都是可能的選項，但最後共通性的狀況就是肌肉不肯動。

步驟① 脖子有個角度無法轉動嗎？

當我們觀察廖襄理的狀態時，會發現他在轉動脖子時，有某個角度讓他動彈不得，尤其是上下轉動時更為明顯。

步驟② 有明顯的雙下巴，甚至第三層下巴嗎？

再來，我們看看廖襄理的體型，他有明顯的雙下巴。我們可以簡單的歸納，雙下巴來自於脖子的肌肉很少運動，而缺乏運動的脖子肌肉則造成脖子容易僵硬。有了這樣的惡性循環，造成有雙層，甚至三層下巴的人，比較容易落枕。

自我檢查

步驟

1 脖子有個角度無法轉動嗎？

將頭往右點一點，再將頭往左點一點，會發現頸部酸痛，感覺卡卡的。

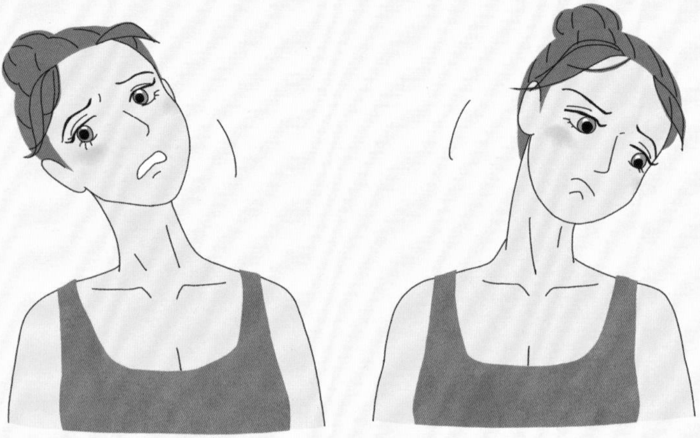

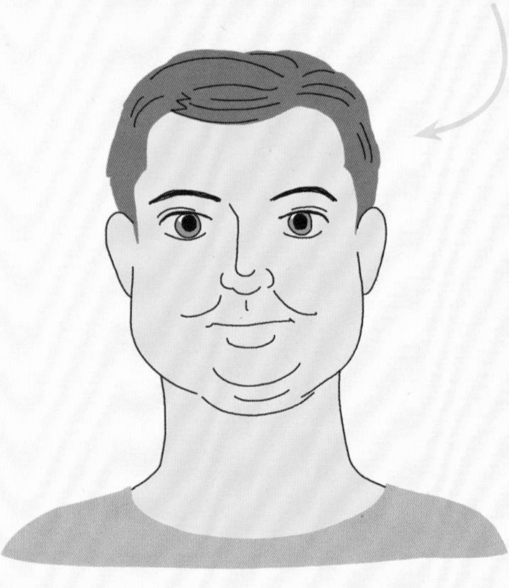

步驟

2 有明顯的雙下巴，甚至第三層下巴嗎？

從外觀上看起來，有第三椎問題的人，通常有雙下巴，甚至是第三層下巴。

問題出在哪

斜方肌被壓迫到無力拉住左右枕骨，落枕就發生了

通常提到落枕，多數人會覺得是因為睡姿不良造成的，不過，我們在睡眠過程其實並非完全靜止不動，一夜下來，翻身或調整的動作不計其數，因為身體即使睡著，我們的小腦、延腦、運動神經等，很多部位都是枕戈待旦，隨時待命。因此，真正的關鍵在於本身的肌肉呈現緊張的狀態。

斜方肌無力，容易造成顳顎關節滑脫

落枕的根本問題，是因為頸椎壓迫造成斜方肌無力，影響到左右枕骨，環環相扣的因素，使得顳顎關節滑脫，總像是一副要離家出走的樣子，形成我們所謂的落枕。

如果有申訴機會的話，顳顎關節會委屈地說：「因為，它抓不住我。」但斜方肌真的也很冤枉，它其實是因為過度緊張而無力運作。

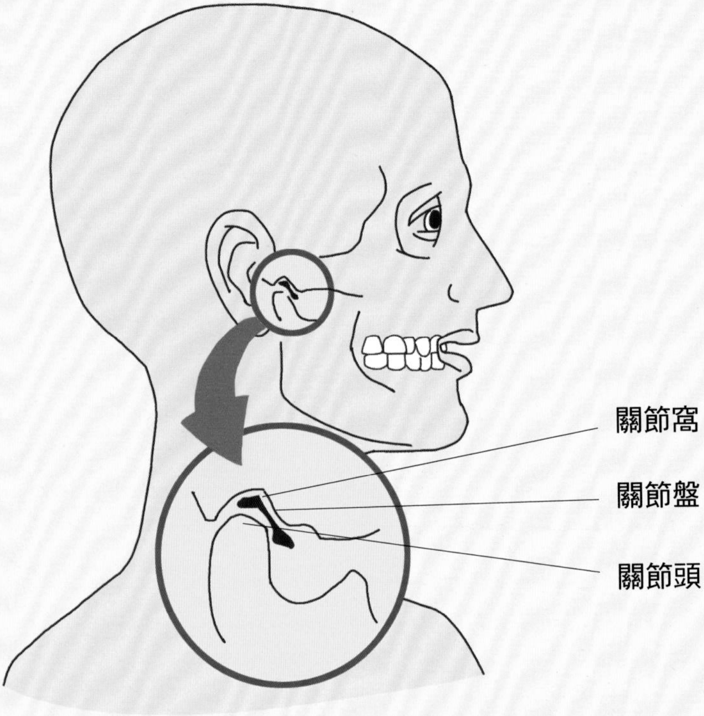

顳顎關節滑脫會造成落枕

解痛攻略

一切的疼痛根源，都是來自斜方肌過於緊繃

追根究柢起來，第三椎引起的落枕，最根本的原因是緊張引起斜方肌無力，和顳顎關節沒有太大的關係，我們甚至可以說，顳顎關節是受害者。

斜方肌無力，造成一連串的問題

為什麼說顳顎關節是受害者呢？這是因為由頸椎所引起的症狀會將疼痛傳送到脊椎、頭部、肩帶和上肢，而第三椎掌管斜方肌，如果第三椎受到壓迫，斜方肌就會無力，進而影響到左右枕骨、頭部外側、耳朵上方，甚至是眼睛後方，連帶地，也會影響下巴尖端棘突，肌胛骨內側沿著肩胛脊等都會有影響，也有可能傳到手臂外側。

上述的一連串效應，便會造成顳顎關節脫位，而形成落枕。因此，若想要達到治本的效果，還是要從斜方肌和消除造成緊張的原因上著手。

✚馬上減痛法：利用按住承漿穴，可有效放鬆斜方肌

我們可以利用承漿穴的位置特性，來放鬆斜方肌，這個方式的特點是，承漿穴的位置在下巴上，

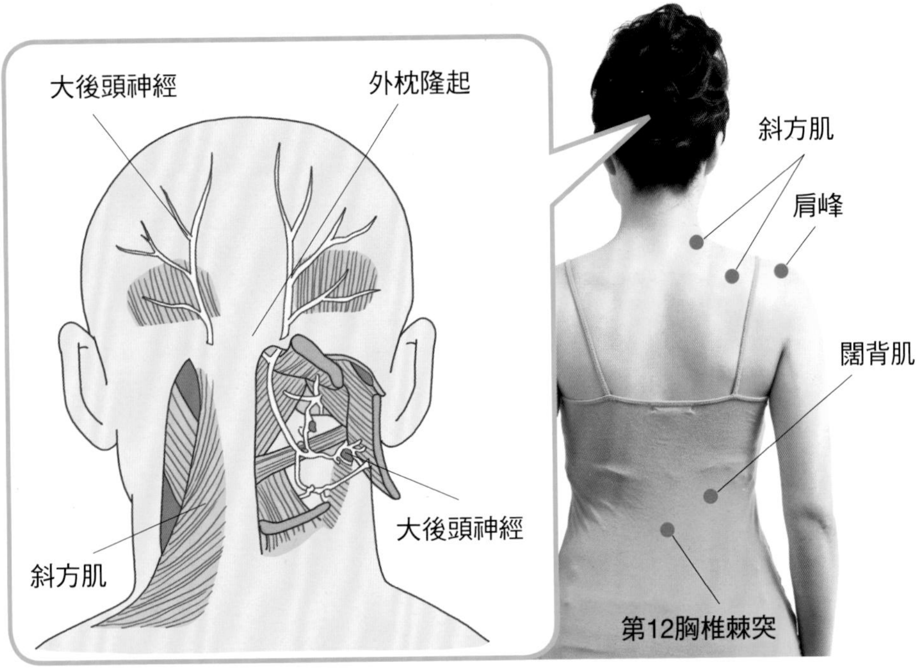

斜方肌是掌管第三頸椎是否疼痛的關鍵點

而當按住承漿穴時，下巴會跟著往內縮，這時，斜方肌會為了用力而放鬆。

其實，這個做法並不是按摩承漿穴，只是這個穴位相對比較好找，可以支撐住推下巴的力量，也有放鬆斜方肌的效果。

連續7天，身體細胞才能有記憶力

要特別提醒的是，至少要連續做七天，才會有所成效。因為我們的記憶不只存在於大腦，細胞們也有自己的記憶方式，尤其當我們習慣了某種動作，即使是錯誤的、有礙健康的，例如：身體歪了一邊，就算一時調整回正確的位置，不需幾天，可能幾個小時後，就又會回到原先的歪斜。

這是因為習慣了，身體會誤以為那才是舒服的姿勢。所以，要不斷地提醒、並強化細胞的回憶，因此，這個動作至少得重複七天以上，身體才能真正記住。

頸椎回正自癒操

上臂撐背法

1 仰躺，雙腳打開與肩同寬。

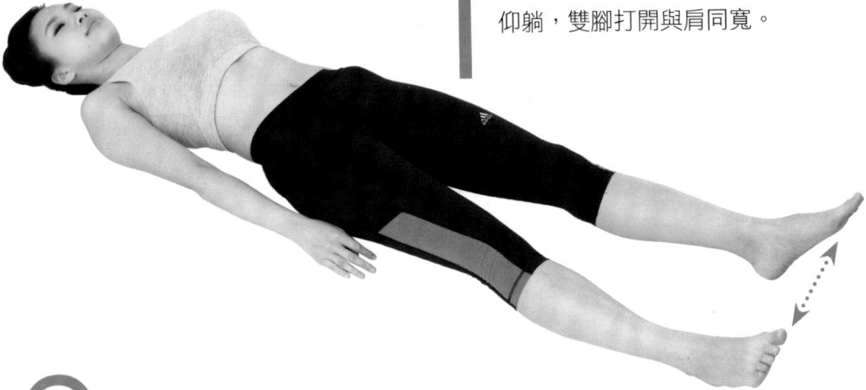

2 吸氣後慢慢吐氣，上手肘張開與肩同高，手臂並垂直彎起。

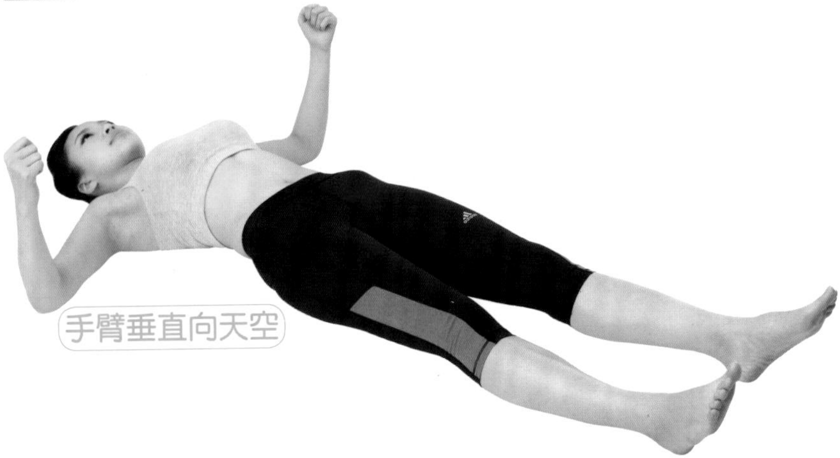

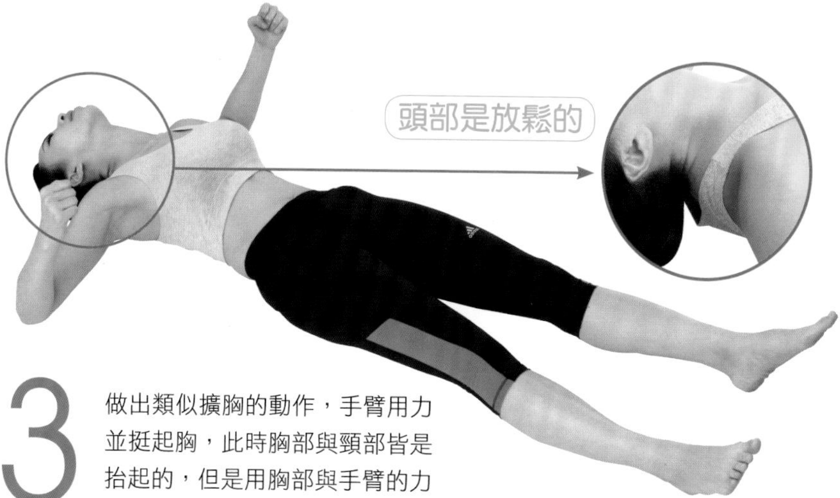

3 做出類似擴胸的動作，手臂用力並挺起胸，此時胸部與頸部皆是抬起的，但是用胸部與手臂的力量，而非用頭部的力量撐起，吸氣後憋住氣息約十秒。

注意 結束後，一定要休息十秒以上，不要馬上活動，否則容易痙攣。

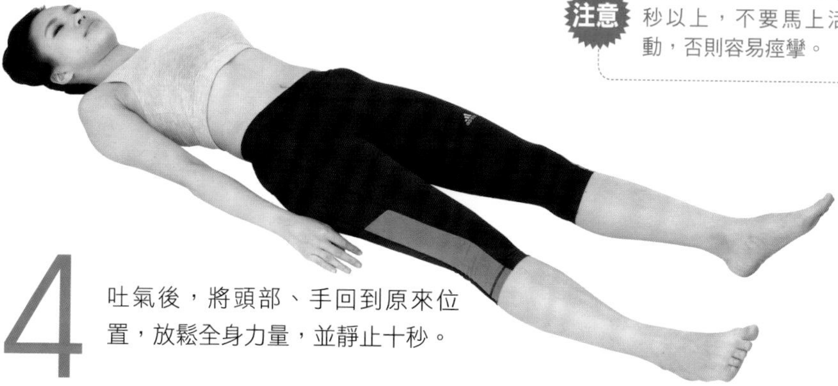

4 吐氣後，將頭部、手回到原來位置，放鬆全身力量，並靜止十秒。

Tips 如果體操無法做到位，你可以這樣做！

只要利用透氣膠布，貼在照片中的位置，再試一次，就可以輕鬆達到目標了！

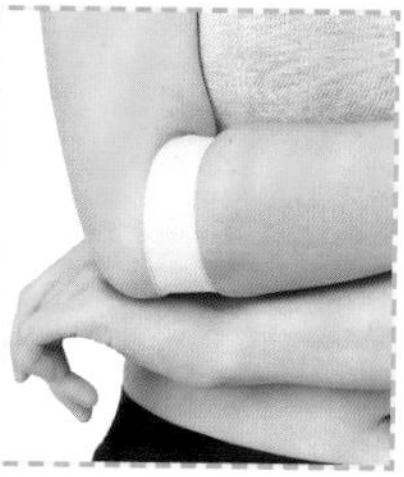

專業操體法

手指按壓承漿穴法

按住承漿穴往內推，即可放鬆斜方肌

要如何才能讓斜方肌放鬆呢？來，仔細瞧瞧我們的下巴，不論它是何款式，是圓、是尖，蘋果型、戽斗或是雙下巴，都能找到承漿穴。

只要用食指按住下巴的承漿穴，並往內推，將脖子頂至喉嚨，用力頂一分鐘。

注意：當這麼做時，斜方肌必須先放鬆才能用力。

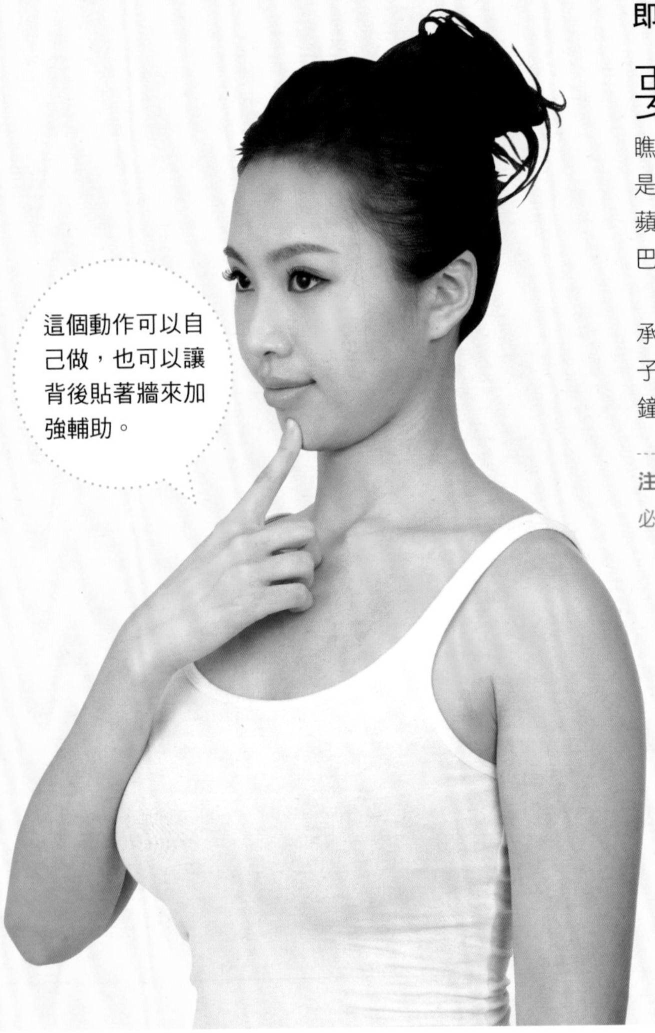

這個動作可以自己做，也可以讓背後貼著牆來加強輔助。

TIPS 1

日常小物自救法

嚼口香糖，訓練顳顎關節

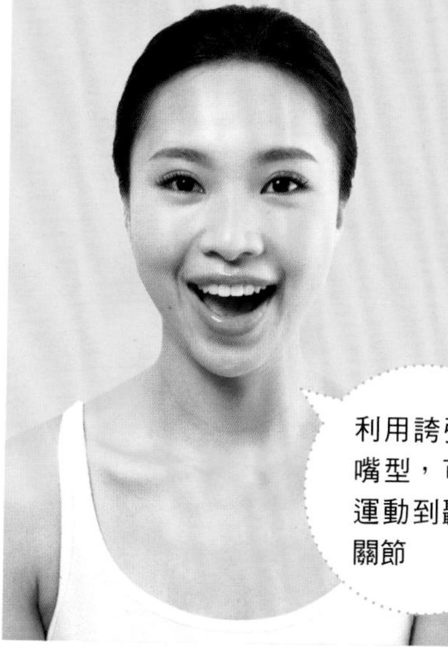

除了放鬆斜方肌外，我們也可以試著訓練顳顎關節的承受力。這個方法很簡單，只要將你的嘴巴用力打開，做出誇張的「ㄚ、ㄟ、ㄧ、ㄛ、ㄨ」嘴型，至於要多誇張，就看自己的能力所及，只要確認有運動到顳顎關節就可以了。

若喜歡嚼口香糖的人，也可以利用嚼口香糖的方式，在嚼口香糖時，我們會運用咀嚼肌的力量，而這也會帶動顳顎關節的運動，使顳顎關節更強壯。不過，要盡量挑選低糖、健康的口香糖喔！

利用誇張的嘴型，可以運動到顳顎關節

TIPS 2

小知識

縮下巴走路是好習慣，有助保持完美體態

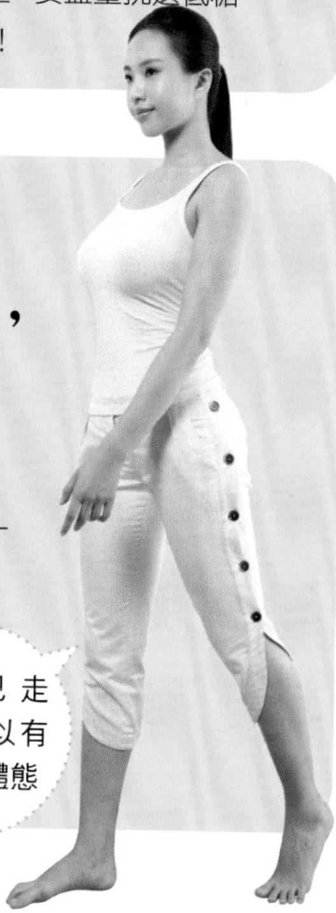

我有個朋友以前是憲兵，他說在部隊學會了重要的一招，那就是：縮下巴、自然挺直腰桿、提臀、縮小腹。

他沒有去健身房，也不是常常運動，他只要是在行走時，就會自動縮下巴。所以，雖已過了五十歲，體態還是保持得很好。

縮下巴走路，可以有效維持體態

肩膀酸痛

第四椎造成的肩膀酸痛，有多數人是因為忙碌的生活壓力，這些人還有常聳肩、對自己的日常生活感到不快樂等狀況，只要透過按揉風池穴和簡單的體操，就能遠離肩膀酸痛甚至於背痛的問題了。

症狀

肩膀緊繃，就連背部都痛不欲生

若仔細觀察第四椎造成的肩膀酸痛患者，會發現他們大多會習慣性聳肩，有些肩膀痛起來時，甚至覺得肩膀不太能動，嚴重者，在外觀上就可以看到患者的肩膀高度和一般人明顯不同。這些人通常對生活感到力不從心，還容易對別人產生不滿，覺得全世界就自己最忙，沒有人可以幫自己分擔責任。

主、副症狀分析評量 勾選看看你也有同樣的症狀嗎？

主症狀

- □ 肩膀酸痛、不太能動
- □ 好像擔著很重的東西
- □ 肩膀內縮
- □ 背部疼痛

副症狀

- □ 常聳肩
- □ 頭痛
- □ 眼睛霧霧的

哪種人是危險群？

- □ 精神不振
- □ 不快樂
- □ 不爽
- □ 覺得生活乏味
- □ 想承擔卻心有餘而力不足

第4椎

這些現象都在告訴你，是第四椎被壓迫了！

Check！特徵　肩膀酸痛到連背都痛

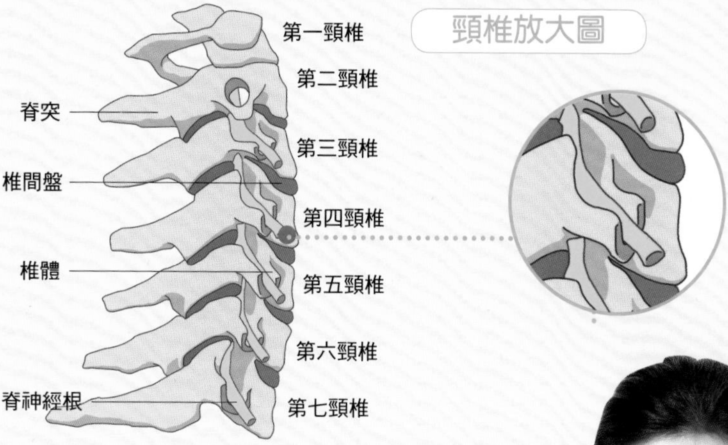

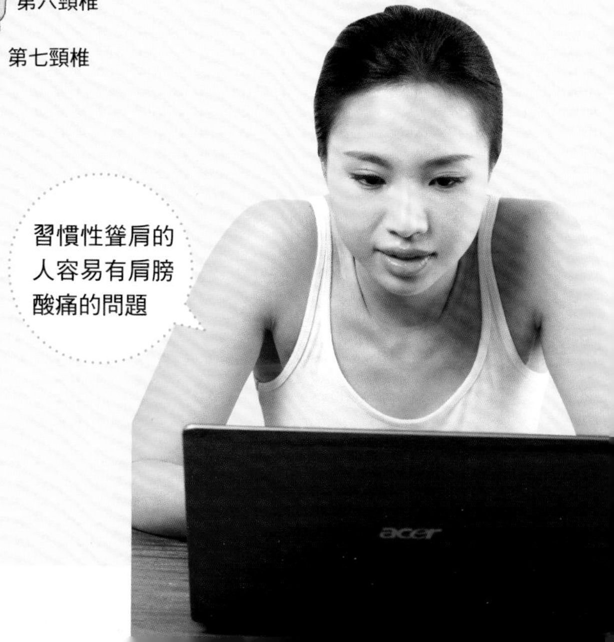

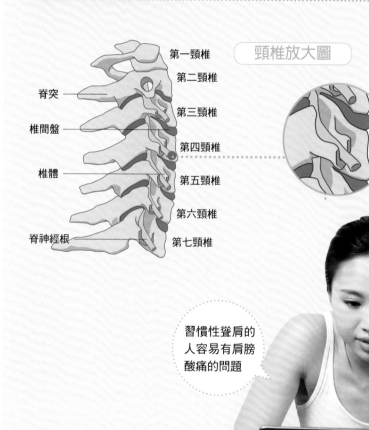

實證故事

全世界就我最忙，公司興亡都是我的責任！

阿梅的肩膀總是僵硬，有時背會痛，有時頭會疼，而且又不是七老八十，眼睛卻常常覺得霧霧的，看不太清楚。

忙碌的生活，對其他事物感到無趣

雖然忙碌，但就算飲食不定，也沒看見阿梅有瘦下來，她的手臂、小腹仍一副營養過剩的樣子，倒是胸部竟然縮水，這讓她挺介意的。尤其是看見辦公室裡那個波霸妹，閒得可以聊八卦，不但笑得前後仰，還笑得波濤洶湧，更讓她感到不爽。

電視裡跨年的煙火進入倒數秒數階段，阿梅的室友們準備迎接這興奮的一刻，但是只有阿梅連頭也不抬，整個人陷在沙發裡，嘴裡還嘟噥著：「有啥好看的，每年不都是一樣嗎？」

事情永遠做不完，工作是活著的唯一目的

原本元旦假期可以休息，但她自願到辦公室加班，她的口頭禪就是：「沒辦法，事情做不完！」年屆四十的她沒有對象，也不愛出去玩，工作成了她唯一的生活重心。

說起阿梅對工作的投入，簡直讓人誤以為公司與工廠是她自己開的，其實，她只是老闆非常倚重的副手，但是，事必躬親的她，一肩挑起公司的大小事，老闆對此也樂得輕鬆，反正阿梅都會打點得妥妥當當。

一天就是只有二十四小時，阿梅的事情多如麻，她常常得同時處理好多件事，有很多甚至根本不是她分內的事情。她只是擔心其他人做不好，自己又得收尾反而更累，所以，乾脆通通自己來。

想東想西，看所有同事都不順眼

於是，她常常東想西想的，擔心貨趕不出來、品質好不好、包裝是不是得再調整等，有好多、好多問題讓她腦袋停不下來，失眠已經是她最熟悉的閨蜜了。

漸漸地，有愈來愈多事都讓她看不順眼，莫名地想發脾氣，看著其他同事一副事不關己的心態常會恨得牙癢癢。如果發現有誰在交頭接耳，她就會火冒三丈，認為大家背後在批評她。「我這是為誰辛苦為誰忙啊！」阿梅雖然常常這樣叨念著，但手中的工作和腦中的思緒卻從未停下過。

環繞式肩膀酸痛，上半身都像在備戰狀態般緊繃

後來，阿梅的肩膀酸痛愈演愈烈，頭痛也愈來愈誇張。人家是環繞式音響，她是環繞式疼痛，就像帶了個緊過頭的全罩式耳機，不但常覺得疲勞，肩上更像有壓著一座山。阿梅的整個上半身緊繃著，就像隨時都在備戰狀態，身體的狀況就跟她的生活一樣，愈想承擔愈有種無力感。

檢查痛源

僧帽肌過度緊張是造成頸椎第四椎壓迫的主要原因

肩膀緊繃，生活處於緊張狀態，是造成僧帽肌緊張的主因

若仔細觀察阿梅的狀況和生活習慣，就會知道所有問題都是因為僧帽肌過度緊張，且壓迫頸椎第四椎而引起的。

自我檢查2段法：原來問題出在第四頸椎被壓迫了

步驟①肩膀的高度正常嗎？

在觀察阿梅的症狀後，我好奇地問她：「妳有沒有發現自己的肩膀提得很高？」

「有嗎？」阿梅搖搖頭。

她忙得連照鏡子都沒空，怎會知道自己的肩膀高度有問題？而她自己也沒什麼感覺，就是覺得肩膀不舒服，但旁人一看就會看到她那跟鍾馗有得比的高聳肩膀，看著看著，都替她累了。

步驟2 脖子後方有明顯的腫脹嗎？

再來，我們觀察看看阿梅的脖子後方，會發現該處有明顯的腫脹，這表示，她的頸椎其實也在大聲抗議，只是她完全不知道。

✚ 自我檢查

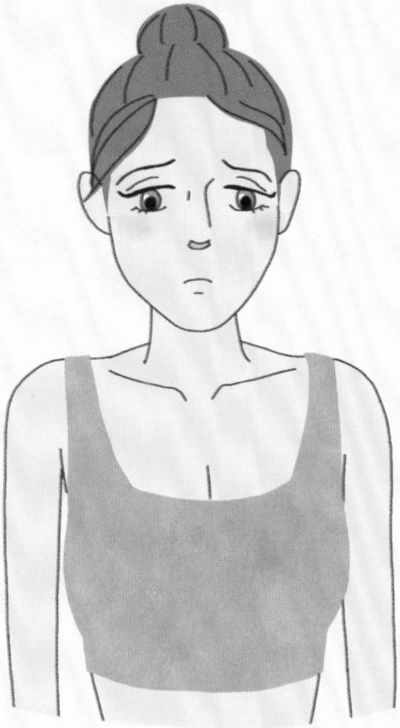

步驟

1 肩膀的高度正常嗎？

將肩膀輕輕往上提，做出聳肩的動作，會發現肩膀的肌肉很酸。嚴重者，從外觀就可以看到肩膀高聳。

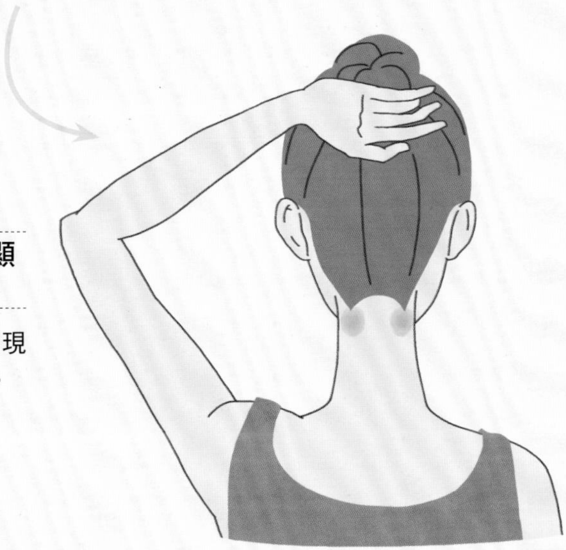

步驟

2 脖子後方有明顯的腫脹嗎？

仔細觀看脖子後方，會發現有看起來有明顯的腫脹感。

問題出在哪

喜歡把所有事情往身上攬，有習慣性聳肩和肩膀酸痛的問題

肩膀酸痛又稱為「肩凝」，也就是肩膀彷彿被凝結住，不太能動的感覺。為什麼喜歡把事情往身上攬的人容易有肩膀酸痛的問題呢？這一切都和僧帽肌有關。

所謂的「僧帽肌」，就是將頭部和肩部向後拉的背部肌肉，從頸椎和頭骨底部，經過背部和肩部連接到肩胛骨和鎖骨，上層是斜方肌，裡層是平行肌。

當它整個緊繃收縮時，從頭部、肩頸到整個背部，都無一倖免，特別是當僧帽肌承擔過多壓力時，就容易形成聳肩現象，造成第四頸椎的壓迫問題，這跟平行肌也有很大的關聯。

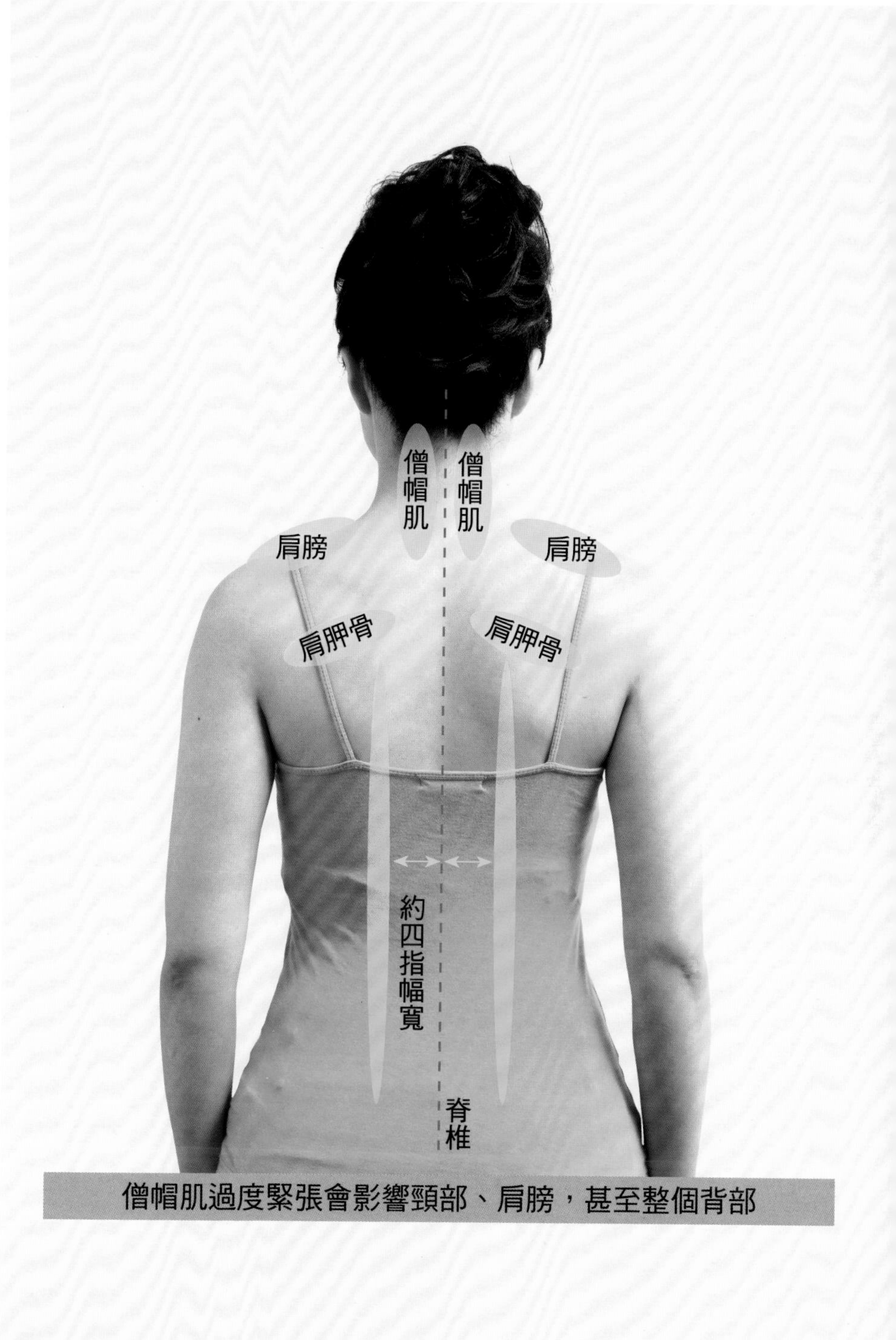

僧帽肌過度緊張會影響頸部、肩膀，甚至整個背部

解痛攻略

放鬆僧帽肌是解決肩膀酸痛的最好方式

任何再神奇的調整手法，也只能暫時解除相關症狀，若形成的根本因素沒有改變，累積一段時間後，同樣的問題還是會再來一次，真正能解救我們的還是自己。

馬上減痛法：按揉風池穴，一兩撥千斤釋放緊繃的僧帽肌

要怎麼讓如此緊繃的第四椎患者，立即體會放鬆是什麼感覺呢？就是從按壓風池穴開始。當我們按壓風池穴時，患者當下的第一個感覺通常都是：「咦？眼前亮了！」甚至，有種撥雲見霧感。更讓人驚訝的是，頭痛緩解了許多，肩膀鬆下來後，才能體會什麼是舒服，臉部的線條也沒那麼嚴峻，瞬間柔和了許多。

為什麼需要按揉風池穴呢？這個動作是為了釋放僧帽肌的緊繃，因為它的緊張會引發一連串的骨牌效應，除了肩膀酸痛外，還會造成頭痛、眼前不清明等狀況。

僧帽肌的管區較其他肌肉大，牽連到的肌肉束也十分複雜，疼痛的位置也會因此有些差異，但只要找到關鍵的施力點，就能輕鬆達到緩解的效果。

風池穴，一穴緩解所有頸椎問題的效果

風池穴是個即便不懂經絡學的人，多少也聽過的穴位，但為何風池穴對阿梅的症狀可以有立即的緩解呢？因為風池的穴位正是僧帽肌的起點，所以只要處理這個點就能得到很好的效果。風池穴也是調整頸椎症狀相當好用的穴位，不論是哪一椎，只要按揉風池穴，都能有緩解的效果。

僧帽肌放鬆後，頭輕眼也清

按揉風池穴後，會突然有種眼前一亮的感覺，因為僧帽肌也會牽引到視神經，當放鬆僧帽肌之後，眼睛也馬上能看得較清楚。

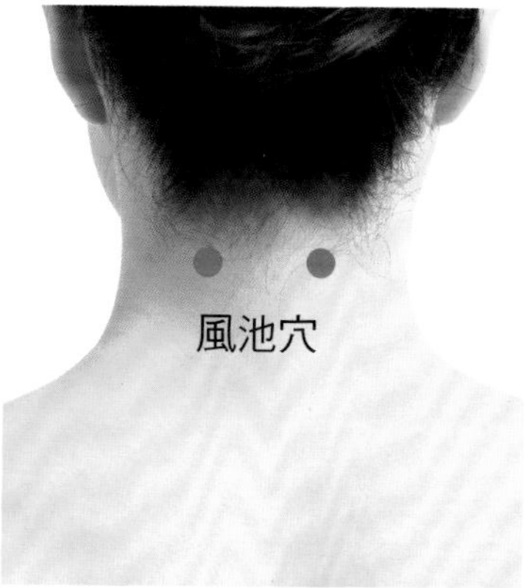

頸椎回正自癒操

上臂抬頭法

1 仰躺，雙腳打開與肩同寬。

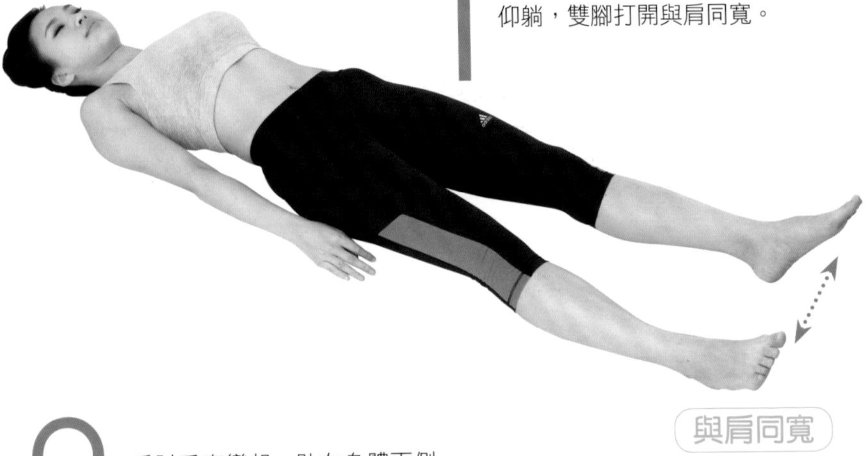

2 手肘垂直彎起，貼在身體兩側，
類似準備跑步的姿勢。

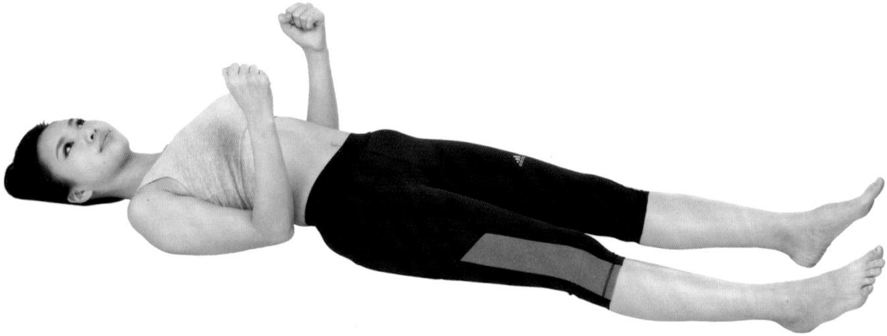

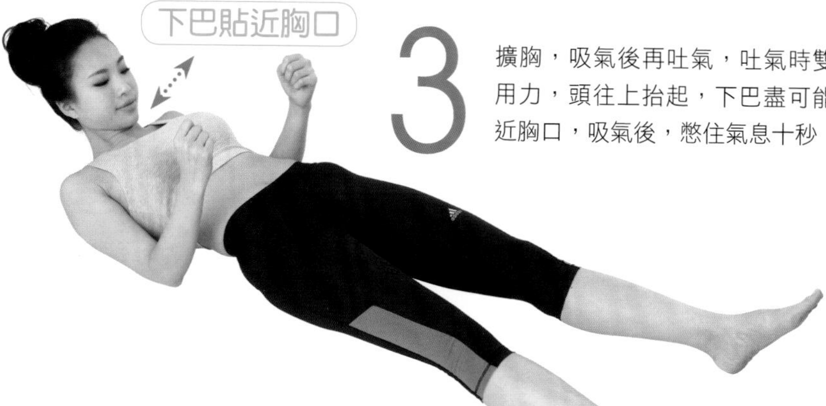

3 擴胸，吸氣後再吐氣，吐氣時雙臂用力，頭往上抬起，下巴盡可能貼近胸口，吸氣後，憋住氣息十秒。

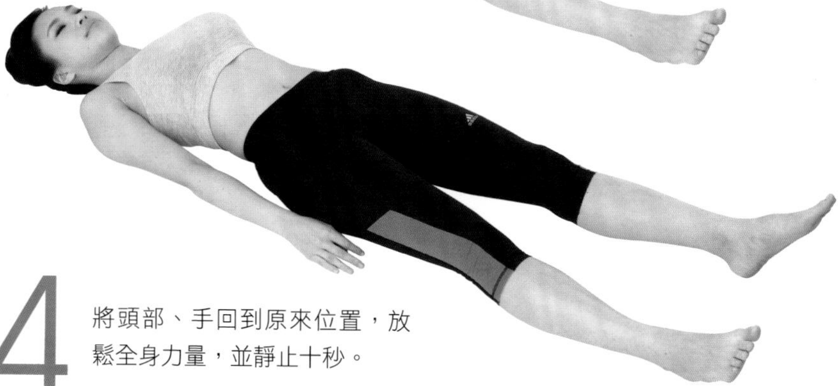

4 將頭部、手回到原來位置，放鬆全身力量，並靜止十秒。

注意 結束後，一定要休息十秒以上，不要馬上活動，否則容易痙攣。

Tips 如果體操無法做到位，你可以這樣做！

只要利用透氣膠布，貼在照片中的位置，再試一次，就可以輕鬆達到目標了！

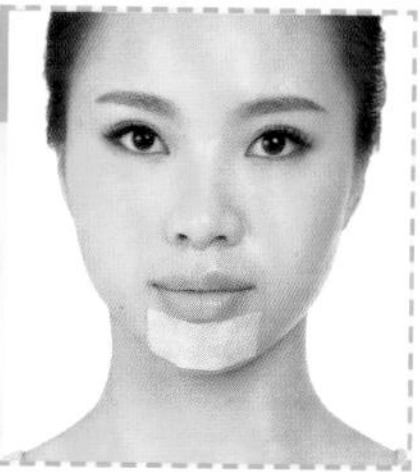

專業操體法

扭轉手指法

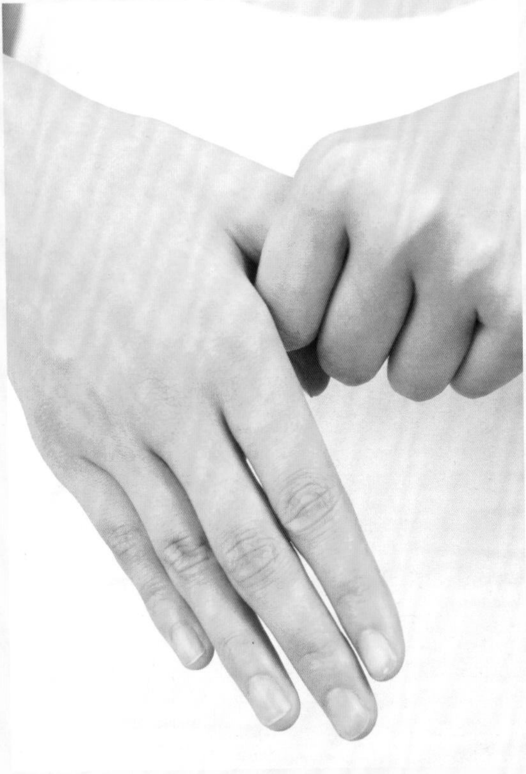

扭轉手指就能
緩解肩膀酸痛

扭轉五隻手指，肩膀酸痛遠離我

是的，你沒看錯，只要輕輕地扭扭你的手指，就可以緩解肩膀酸痛的問題了。

首先，伸出你的右手，輕鬆地張開手掌，再伸出左手，並各別握住右手地手指，從大拇指開始，輕輕地扭轉右手的大拇指幾次，再依序扭轉其他手指就會發現，肩膀居然就沒有那麼酸痛了。

TIPS 1

日常小物自救法

按揉風池穴，即可緩解肩膀酸痛

我們在稍前的文字裡，說到按揉風池穴可以緩解肩膀酸痛的問題，那麼，該怎麼按揉風池穴才好呢？

只要舉起你的手臂，雙手指在後腦杓處交握，伸出大拇指，按住頸椎與頭部的交接處，找到一個凹槽處，輕按時會有酸痛感的地方就對了。

記住，力道要輕柔，以不會感到不舒服、過痛的力道按揉約十秒，就能立即緩解肩膀酸痛了。

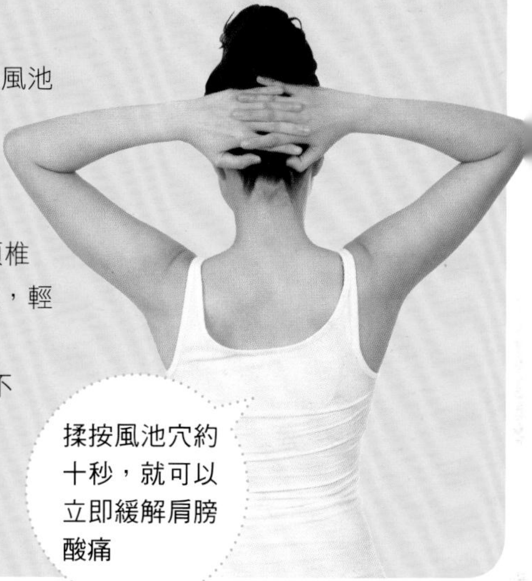

揉按風池穴約十秒，就可以立即緩解肩膀酸痛

TIPS 2

小知識

解決第四椎問題後，胸部都變大了

背部的平行肌緊繃，導致肩胛骨過度內縮，也會影響胸部的大小。《紅樓夢》裡就有個經典的對比，多愁善感、弱不禁風的夢幻女，聰明得體、豐腴體態的務實女——林黛玉跟薛寶釵，光從身材就能看出誰的心情容易不好。

因為受制於肌肉的緊張，肩胛骨無法正常擴張，導致肺部的功能不彰、氧氣不足，心情便跟著鬱卒，上述的種種症狀，林黛玉算是最典型的代言人。釋放相關肌肉的緊張，胸部才不會因此受限，身材外型有了變化，自信心就會增加，而心情也會開朗許多。

手臂酸痛

只要一不小心過度使用手臂，第五椎馬上就有可能出問題，若無法遠離需要長時間使用手臂的環境，每天必做的體操和體勢釋放，絕對是很好的日常保養。

症狀

上手臂痛到舉不起來

有手臂酸痛問題的人，在職業上，大多是需要長時間使用上手臂的，且多數人在工作時，還會需要低頭，時間一久，第五椎自然就會受到影響，而手臂也會感到酸痛。手臂酸痛時，除了上手臂外側外，還會從肩膀一路痛到腰部，甚至還會偏頭痛，而背部也有可能產生痙攣。

主、副症狀分析評量
勾選看看你也有同樣的症狀嗎？

主症狀

- □ 上手臂外側疼得厲害
- □ 背部痙攣

副症狀

- □ 偏頭痛

哪種人是危險群？

- □ 過度重複慣性動作的人
- □ 手工業者
- □ 作業員
- □ 經常搬重物者

第5椎

這些現象都在告訴你，是第五椎被壓迫了！

Check！特徵　上手臂外側痛到不能舉高

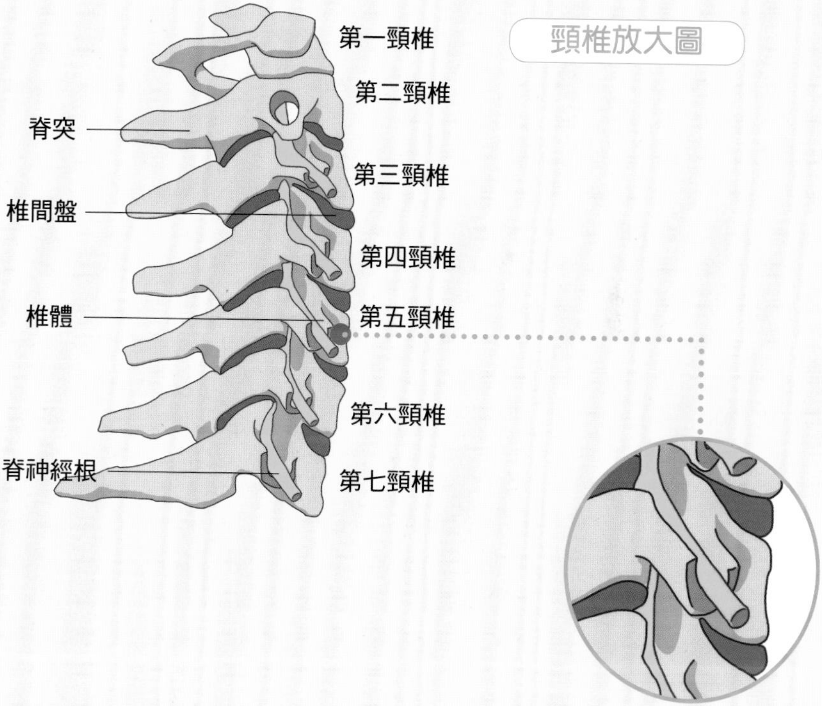

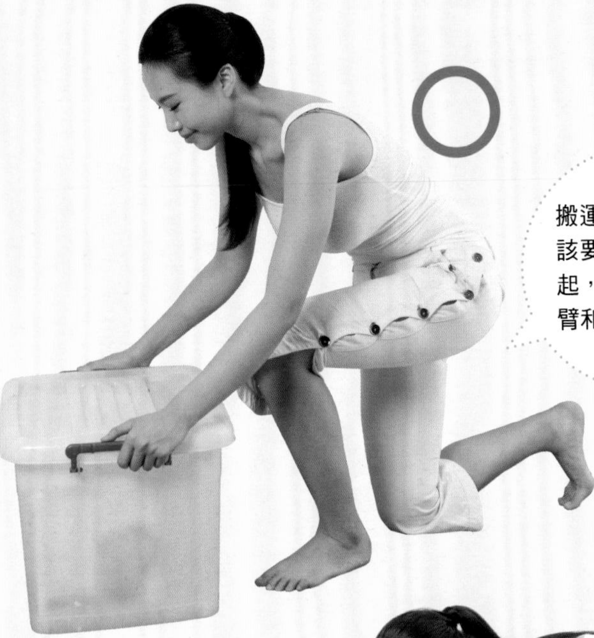

搬運重物時，應
該要先蹲下後搬
起，才不會使手
臂和腰椎受傷

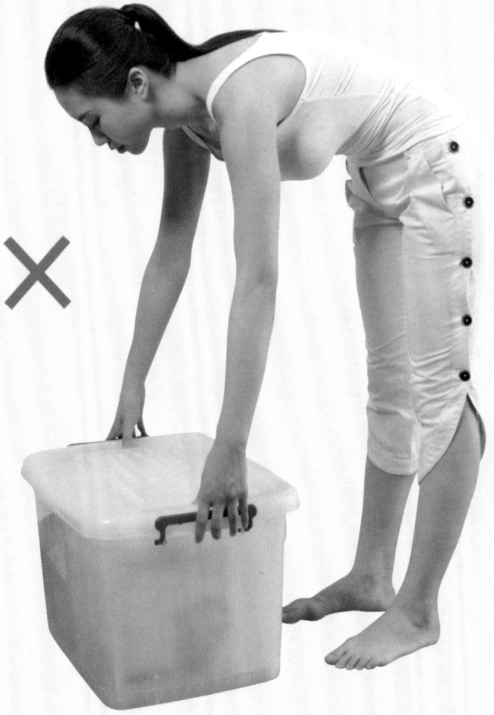

實證故事

重複、過度使用手臂，造成職業傷害，連手都舉不起來

戴媽媽有一雙巧手，從年輕就從事裁縫的工作，中年後更對手工包產生濃厚興趣，各種布料到了她手上，就會變成漂亮新穎的包包。

長時間使用手臂，造成肌肉緊張

有一次，戴媽媽接了筆銀行的訂單，得在一週內趕出幾十件的制服與襯衫。雖然年屆六十，但她還是不怕苦，從早到晚一直趕工車衣服，一天睡不到四個小時。好不容易交件後，終於可以讓自己的手臂好好休息一下。

但是，戴媽媽心想，心愛的孫女生日快到了，想做個精緻的公主包給孫女當作禮物。於是，戴媽媽又拿起工具，忙個不停。

當時，正值寒冬，在忙了一夜後，戴媽媽就直接睡覺了。

一覺醒來，背部痙攣、肩膀酸痛、偏頭痛樣樣來

沒想到，一覺醒來，戴媽媽的右邊背部居然有痙攣的現象，而且，從肩膀一路痛到腰部，尤其是她的上手臂外側，更是疼得厲害，除了疼痛以外，甚至還伴隨著偏頭痛。

雖然，戴媽媽以前有時也會因過度勞累，而造成手部疼痛，但這回的情形比起之前嚴重很多。

這種現象或多或少和天氣寒冷，使得身體的循環不好有關係，不過，造成手臂酸痛的關鍵點，還是在於慣性動作的過度重複。

檢查痛源

常用手臂是第五椎壓迫的職業傷害

無法避免的職業傷害，得靠平時保養來維持

從第五椎開始到第七椎的問題，和前四椎不一樣的，大多來自於工作與生活習慣，因此，除非可以遠離原先的工作環境，否則很難能夠完全解決，因此，平時的保養和運動，就比其他四椎重要許多。

自我檢查2段法：原來問題出在第五椎被壓迫了

步驟1 手無法向後擴胸嗎？

首先，試著做做擴胸運動，這時你會發現，自己的手臂怎麼做都是卡卡的，無法向後完全擴張。

步驟 2 有經常性使用上手臂嗎？

如果你的職業是經常使用上手臂或肩膀的人，在時常肩膀帶動手臂的情況下，第五椎出問題的機會自然就比較大。

自我檢查

步驟

1 手無法向後擴胸

將肩膀往後壓，做出擴胸的動作，會發現肩膀、後背部肌肉酸痛。

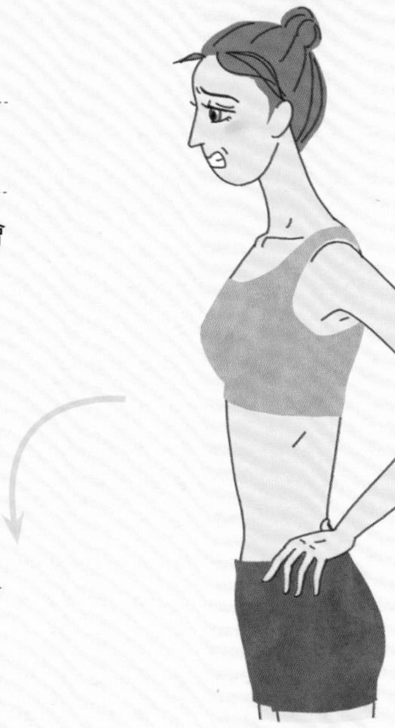

步驟

2 有經常性使用上手臂嗎

若從事需要常使用上手臂的工作，本身就比較容易有第五椎的問題。

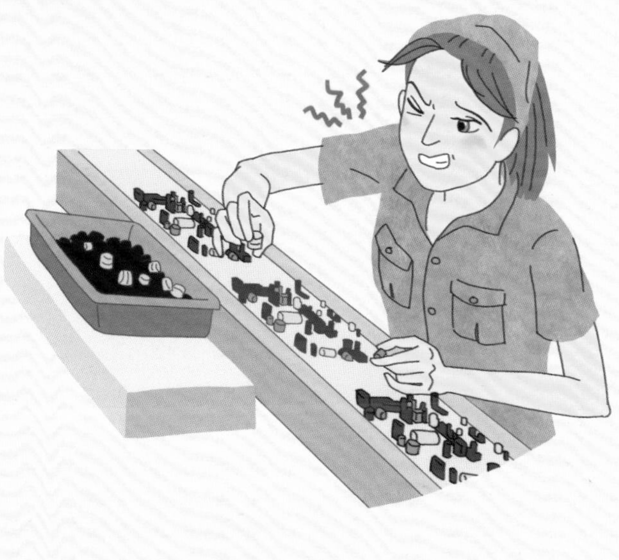

問題出在哪

重複動作加壓力，造成胸大肌勞損

我們都知道，不斷重複的慣性動作會造成肌肉勞損，再加上壓力的因素，以戴媽媽的例子來說，急著趕工、經常且長時間性地低頭、趴著等動作，都會讓肌肉過度緊張，造成無法正常擴張，肌肉在持續縮短的情況下，容易出現鈣離子的結晶。時間一久，便會導致肌肉纖維化，也變得緊繃。

再者，使用工具裁剪時，當手臂一使力，胸大肌跟鎖骨、肋骨都得用力，身體必須向前收縮才容易出力，此時，跟胸大肌相應的第五椎也會因此被往下拉，偏離原有的位置，並造成壓迫，久了就會讓背部與手臂外側疼痛。

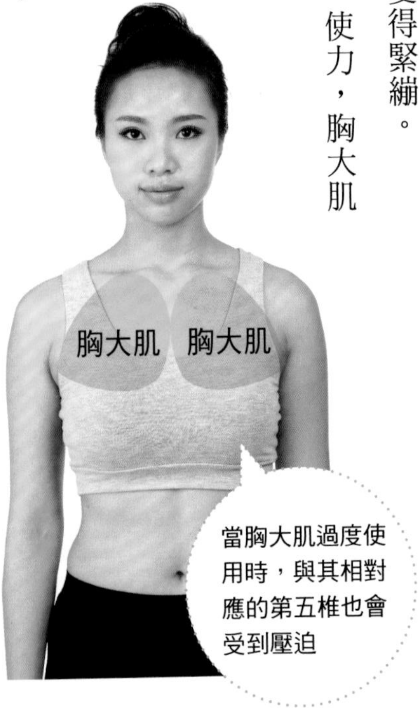
胸大肌
胸大肌
當胸大肌過度使用時，與其相對應的第五椎也會受到壓迫

解痛攻略

按壓膏肓穴，紓緩肩膀酸痛的秘訣

在中醫裡，有個思維是「陽常有餘，陰常不足」，因此，背後的酸痛問題都是用按壓的方式來處理，而前面的部位則要用輕撫。

肋間神經位置特殊，並非一般人能按壓到

照理來說，某個過於緊張的點，通常可以按揉對應的另一邊來放鬆，所以，當第五椎的問題造成背後的肌肉緊繃時，應該是處理前面的位置，可是肋間神經對應的位置剛好落在乳頭，但這個部位比較敏感，調整時不太方便下手，所以從背後的肋間神經處直接來處理。

但是，背後的肋間神經躲在肩胛骨下，無論我們怎麼按也不可能按得到。所以，這時就需要先將肩胛骨鬆開，再伸進縫隙裡，去好好給它按揉一下。

說實在的，我第一次見識到這種手法時，真的以為在變魔術。光想像鬆開肩胛骨的畫面，就會不由自主的感到疼痛了，但其實若用對方法，患者本身是不會感到疼痛的。因此，這個動作需要由專業的老師來處理。

放鬆膏肓穴，連帶可放鬆胸大肌

若想要解除第五椎的壓迫，必須處理「膏肓」的所在。但膏肓在那哪位置？想摸得到還真的不容易，因為得隔著肩胛骨。

關於膏肓的故事，我們得從腹腔的橫隔膜說起，它沒有痛覺神經，就算這個部位出了問題，也是有口難言，但是，好加在，它連結了一條反射神經，會將訊息傳送至背後的肋間神經，也就是我們所謂的膏肓位置，只要能放鬆此處，連帶的胸大肌、背後的菱形肌也會跟著放鬆。但膏肓穴的位置較為特殊，通常都會交給專業的老師處理，較少由一般人自行或請親友幫忙壓按。

左圖是膏肓的大略位置圖，但真正的膏肓位於肩胛骨裡，無法標示，所以只點出大略位置。

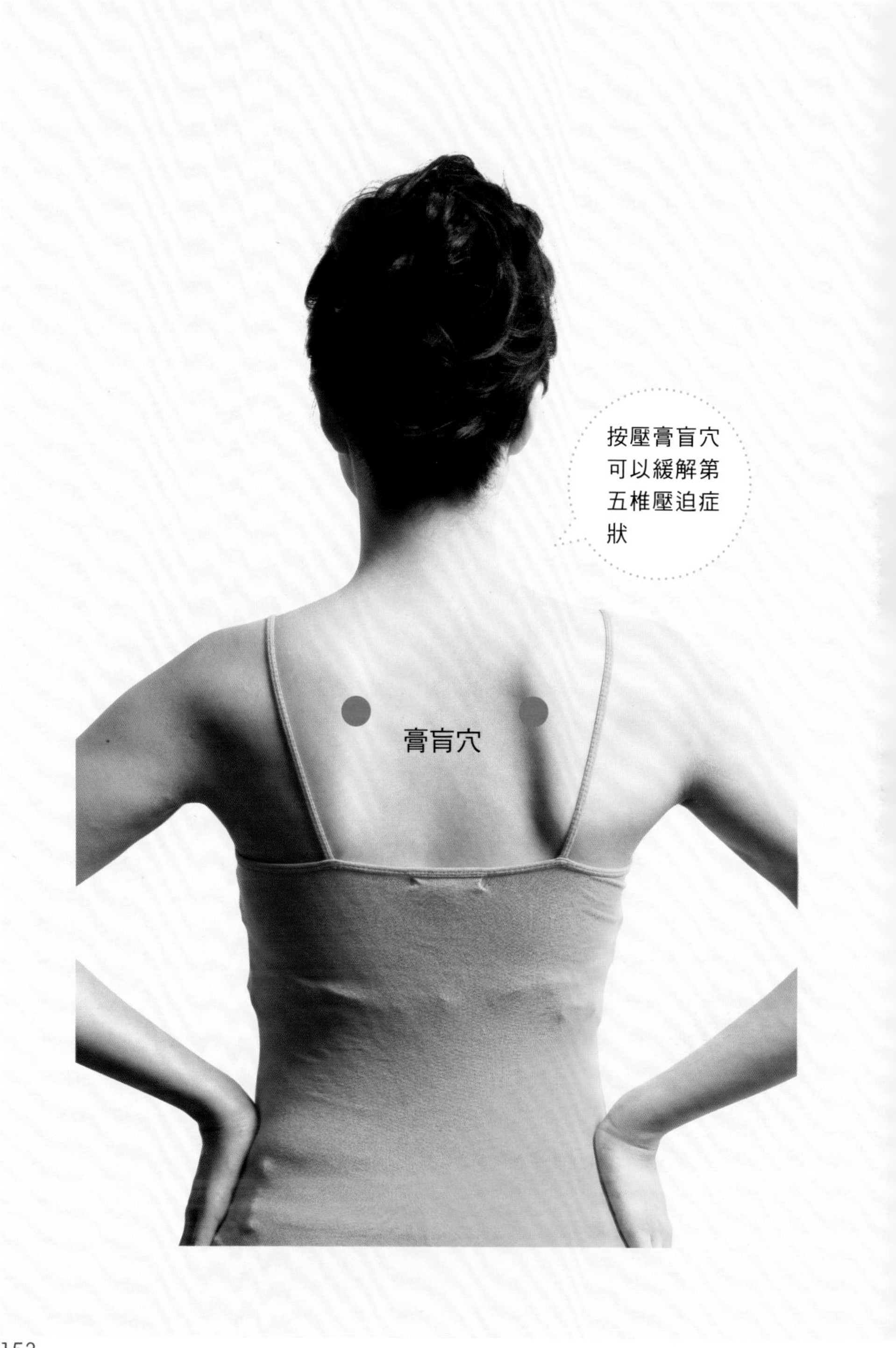
按壓膏肓穴
可以緩解第
五椎壓迫症
狀
膏肓穴

頸椎回正自癒操

雙手環抱胸弓身法

1 仰躺，雙腳打開與肩同寬。

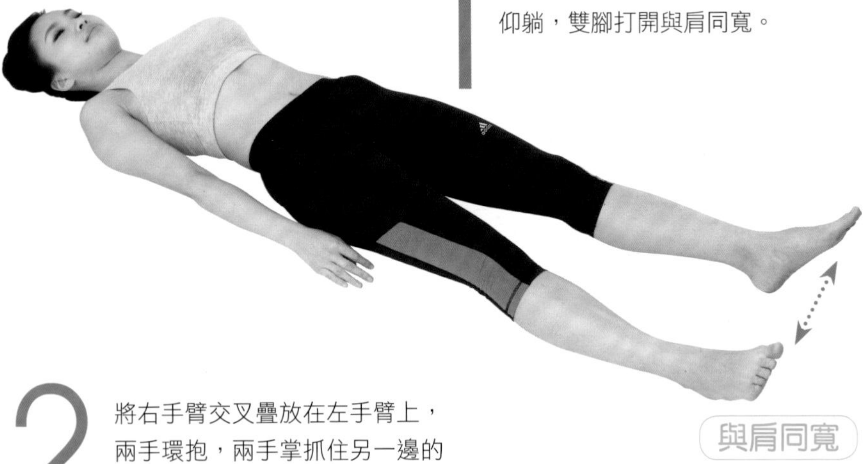

2 將右手臂交叉疊放在左手臂上，兩手環抱，兩手掌抓住另一邊的肩膀，並盡量靠近下巴。

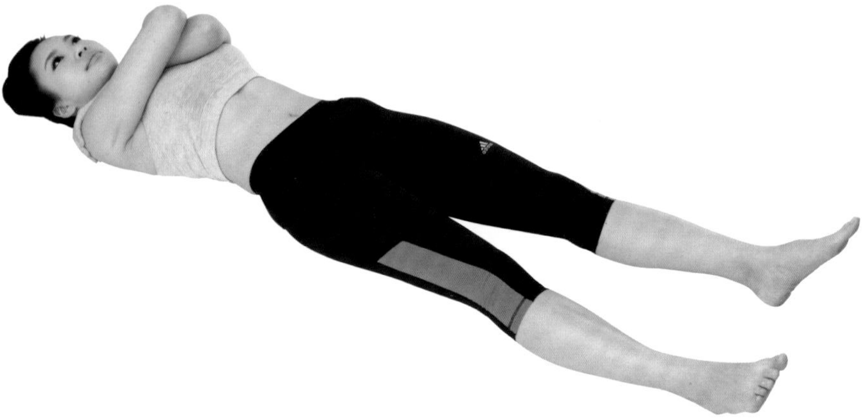

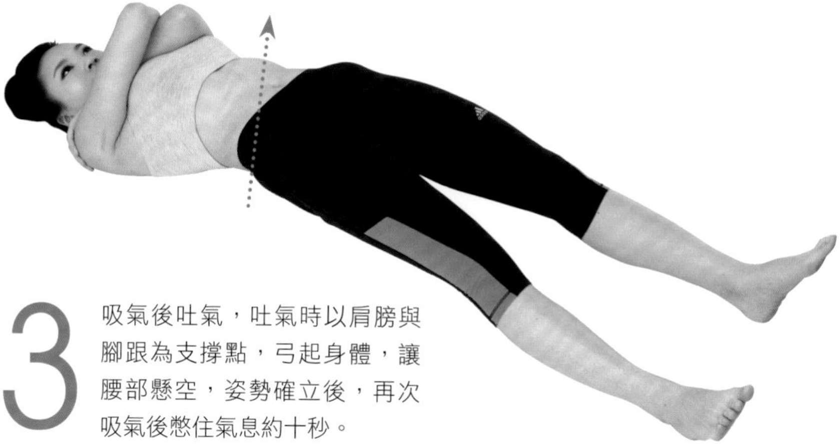

3 吸氣後吐氣，吐氣時以肩膀與腳跟為支撐點，弓起身體，讓腰部懸空，姿勢確立後，再次吸氣後憋住氣息約十秒。

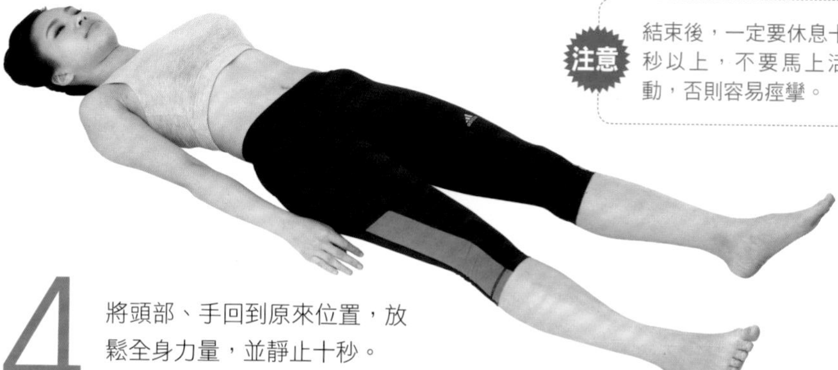

注意 結束後，一定要休息十秒以上，不要馬上活動，否則容易痙攣。

4 將頭部、手回到原來位置，放鬆全身力量，並靜止十秒。

Tips 如果體操無法做到位，你可以這樣做！

只要利用透氣膠布，貼在照片中的位置，再試一次，就可以輕鬆達到目標了！

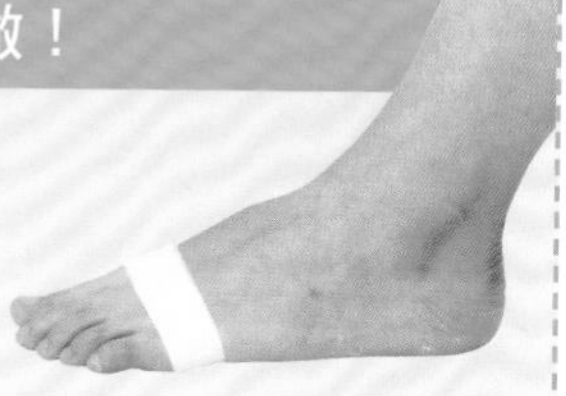

專業操體法

肋間神經放鬆法

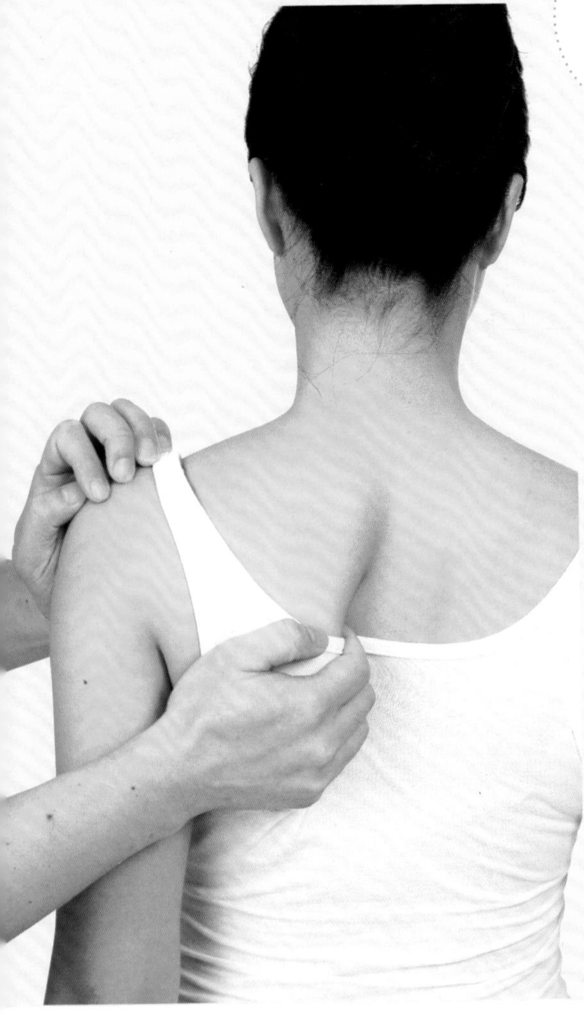

想要按壓背後的肋間神經，要先鬆開肩胛骨

放鬆肋間神經，需由專業老師操作

第五椎的操體法，是我們自己或家人無法協助操作的，需要由專業的老師來進行，所以，在這邊僅提供照片給大家參考，就不詳細說明過程及方法，以免有人試做，反而傷了身體。

TIPS 1

日常小物自救法

推牆運動，可以放鬆斜方肌

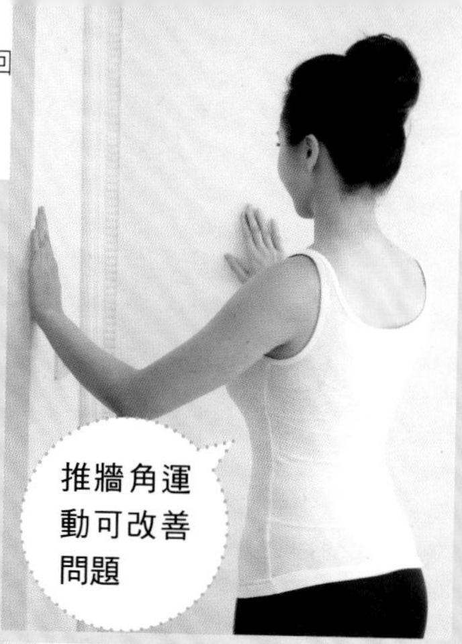
推牆角運動可改善問題

如果老是手臂酸痛，那麼就可以利用推牆運動來救急一下。這個方法很簡單，首先，找到一個三角牆壁，面對牆角將身體站直，身體與牆壁的距離大約是手臂可以輕鬆彎曲的空間即可（如上圖）。將手掌貼放在牆上，高度大約是肩膀的位置，並將上半身往牆壁的方向前傾，盡可能將臉部靠近牆角，用手臂的力量撐著身體（如下圖），大概感覺胸前有點酸痛即可，每次支撐約 10 秒鐘左右，就會感覺到手臂好多了。

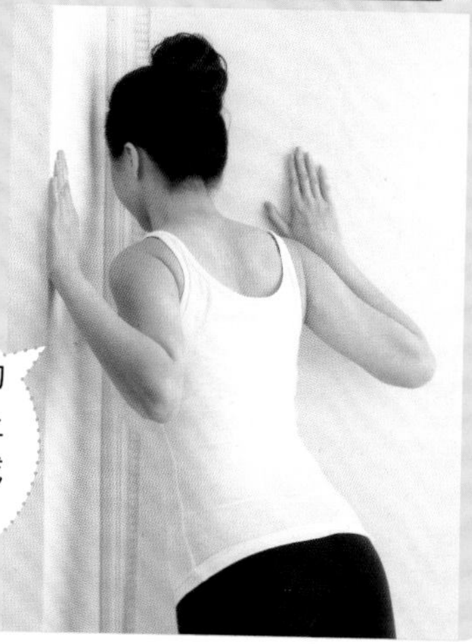
利用手臂的力量撐住上半身，完成推牆運動

TIPS 2

小知識

職業引起的酸痛，多休息是預防的不二法則

引起第五椎問題的原因和前四椎不同，是屬於職業傷害，因此，我在前文就有提到這是種除非轉換工作性質，否則無法完全根治的一種毛病。
對於第五椎的患者來說，手臂酸痛是無法避免的，所以每天定時做體操，便可以讓第五椎的問題得到緩解。多讓手臂休息，也是讓手臂酸痛不加劇的方法之一。

腕隧道症

手腕施力不當或過度使用，就會造成腕隧道症。當手腕已經感到疼痛時，最好停止過度使用它，並記得每天做體操，讓手腕得到緩解、保養，才能遠離腕隧道症。

症狀

手腕痛到碗捧不住，連指頭都會發麻

當手指開始發麻、關節疼痛、拿東西時力不從心，甚至連吃頓飯，碗筷抖的抖、掉的掉，連扒飯都扒進了鼻孔，我們才覺得手腕痛的問題嚴重。雖然手腕痛只是局部的問題，但腕關節筋膜勞損，也就是俗稱「腕隧道症」的毛病，會讓你忘不了它的存在。

主、副症狀分析評量

勾選看看你也有同樣的症狀嗎？

主症狀

- ☐ 手臂很緊、手指無力
- ☐ 前手臂疼痛，嚴重者小指會麻
- ☐ 頭痛（頭後面痛，延伸至耳朵處）
- ☐ 失眠

副症狀

- ☐ 拿東西無力
- ☐ 頭部的右後方疼痛
- ☐ 嚴重時，夜裡會痛到醒來

哪種人是危險群？

- ☐ 長時間使用滑鼠的人
- ☐ 彩妝師
- ☐ 需長時間使用手腕的職業

第6椎

這些現象都在告訴你，是第六椎被壓迫了！

Check！特徵　手腕酸痛且有無力感

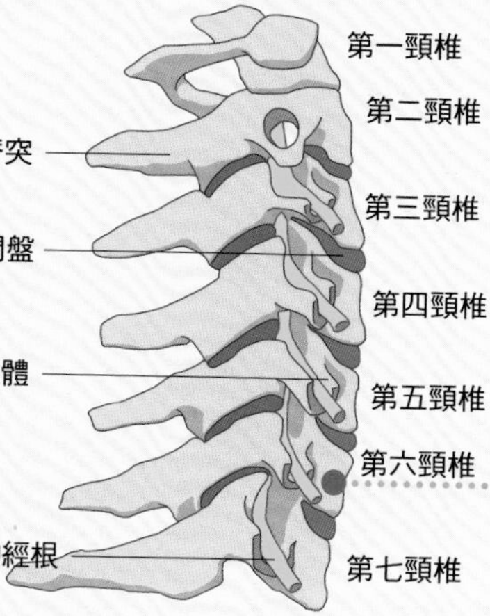

頸椎放大圖

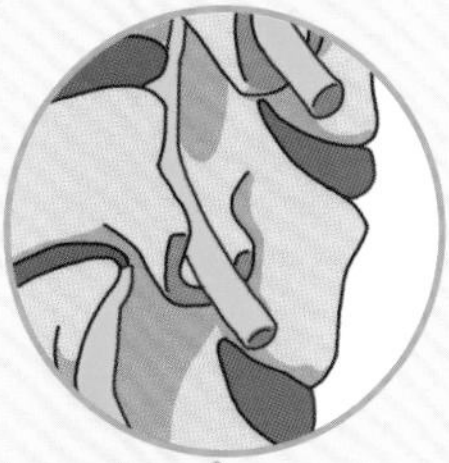

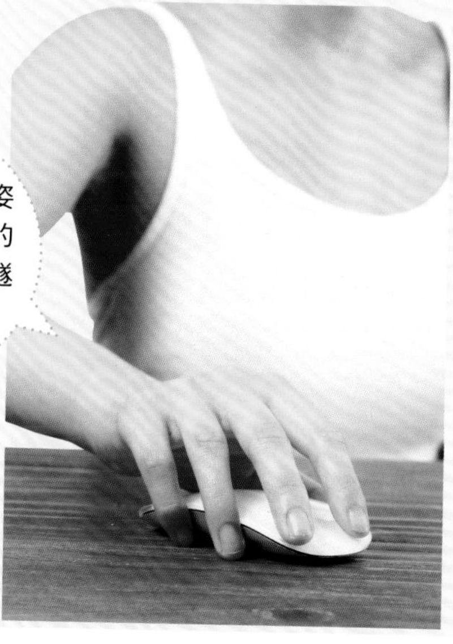

長時間以錯誤姿勢使用滑鼠的人，容易有腕隧道症的問題

實證故事

職業傷害，手腕痛到想乾脆轉職

S小姐是一位彩妝師，每每遇到百貨公司旺季、週年慶時，經常一整天為了業績，幫顧客畫妝畫個不停。

服務至上，導致手部肌肉過勞

S小姐的公司是某知名的日系化妝品牌，對於服務態度非常的嚴格，公司要求所有的彩妝師在幫客人化妝時，不能坐著，因此，她要半蹲在顧客的面前，手勢才能往內側順畫。為了精準施力以畫出更好的妝容，S小姐的手部肌肉就更容易過勞。

手腕痛到酸軟，連頭都跟著作亂

手腕剛開始感到不舒服時，S小姐覺得自己手指關節會痛，整個手臂都有種很緊的感覺，而且不太能使力。

後來，她竟然發現即使是輕如羊毛小刷子，也會像在拿鐵叉一般沉重。有時，只要稍一碰觸手腕，就立刻感到很酸軟，更困擾的是，她頭部的右後方也跟著作亂，痛得讓她想捶自己的頭。

宿命的職業傷害，痛到半夜醒過來

S小姐心想，「難道這種難以避免的職業傷害，是化妝師的宿命嗎？」雖然S小姐憑著意志力撐著，但到了晚上休息時，熟悉的疼痛又會來拜訪她。

有時，甩甩手好像疼痛就會緩和點，但夜裡，她還是會痛得醒過來。長久下來，S小姐不禁懷疑，自己還能繼續從事這個熱愛的工作嗎？

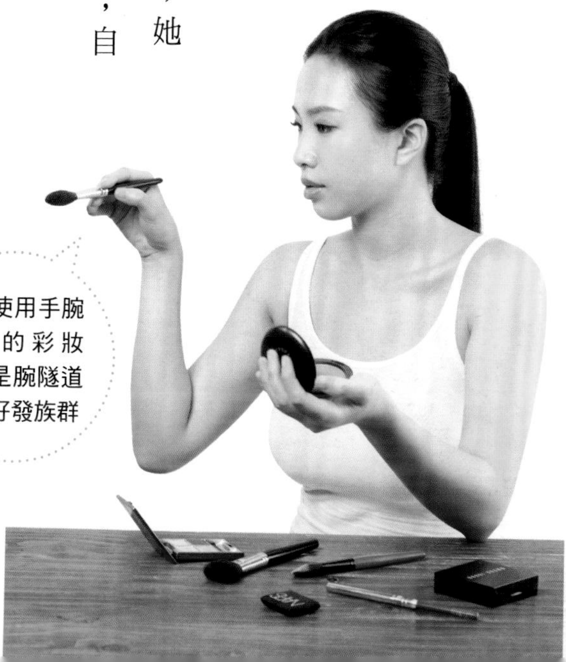

時常使用手腕力量的彩妝師，是腕隧道症的好發族群

檢查痛源

雙手過勞是第六椎被壓迫的主因

雙手萬能！即使在科技如此昌明的電子時代，手依然是我們身體的動作巨星。每天一睜開眼，雙手就有忙不完的動作要完成，它們就好像苦命的員工，做好是應該，做不好就得背負罵名。雙手有著動作巨星的身手，卻是油麻菜籽的命，偶爾有些酸酸痛痛的抱怨卻被我們視為嘮叨，不予理會！

過度使用雙手，換工作是唯一解脫？

長期過度使用雙手的人，一直是腕關節筋膜勞損（腕隧道症）的最愛，醫生通常會建議你要多休息甚至換工作，不過萬一這工作是你所喜愛的，或是唯一可以賴以為生的，那可怎麼辦呢？這是S小姐的擔憂，就算她每天用再美的妝容，也遮掩不了她的疼痛。

自我檢查2段法：原來問題出在第六頸椎被壓迫了

步驟① 壓按前手臂的背面會痛嗎？

第六椎被壓迫的人，有個很明顯的按壓疼痛點，就是前手臂的背面，因此，在自我檢測時，只要按壓這個部位，就會有很明顯的疼痛感。

步驟② 前手臂在屈張時無法伸直嗎？

接下來，試著把手臂向左右平舉，再把下手臂往回伸，這時，你會發現前手臂無法伸直，有點垂下來的感覺。

＋自我檢查

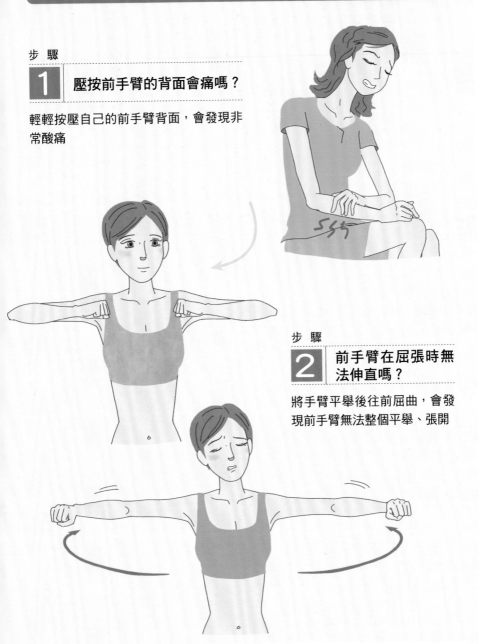

步驟

1 壓按前手臂的背面會痛嗎？

輕輕按壓自己的前手臂背面，會發現非常酸痛

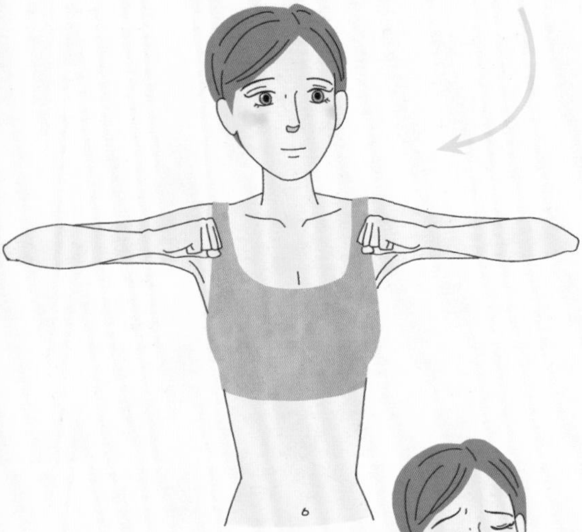

步驟

2 前手臂在屈張時無法伸直嗎？

將手臂平舉後往前屈曲，會發現前手臂無法整個平舉、張開

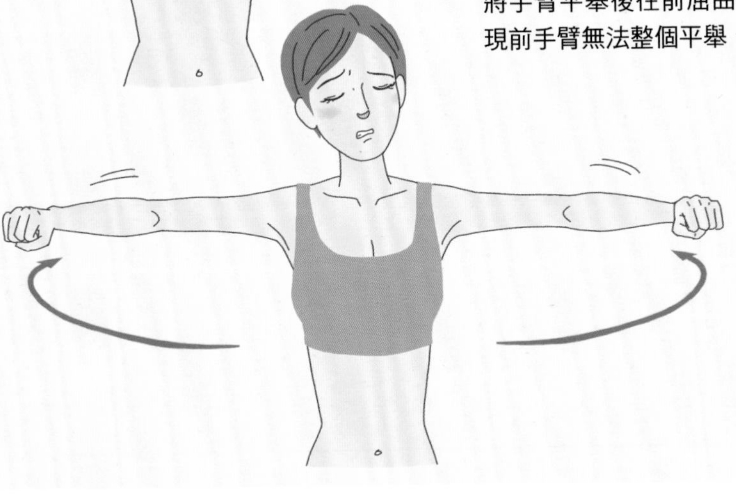

問題出在哪

狹窄的腕隧道易使正中神經過勞而腫脹

在自我檢測單元時，你一定會覺得奇怪，怎麼只是按壓前手臂背面，就會這麼痛呢？因為這個部位就是問題的根源。

正中神經腫脹而造成手腕疼痛

要了解這之間的關聯和原因，就得先認識一下本椎問題中，最重要的卡司——正中神經。

當我們要握著物品時，就會運用到正中神經，而它的路線會經過腕骨與韌帶圍成的腕隧道，因為此處比較狹窄，所以一旦正中神經因為過勞而腫脹，就會壓迫而產生疼痛。

第六椎與腕隧道的起迄點：正中神經

為何還會有頭部後方疼痛的現象，這是因為正中神經的起點是頸椎第六椎，末端則是小指的部位，正中神經會因手部過度使用而腫脹，而且它很有一視同仁的精神——要腫大家一起來，神經電流就堆積在此。

於是，充血腫大的神經將第六椎的椎孔牽動脫位，因此會出現頭部後側疼痛的狀況。

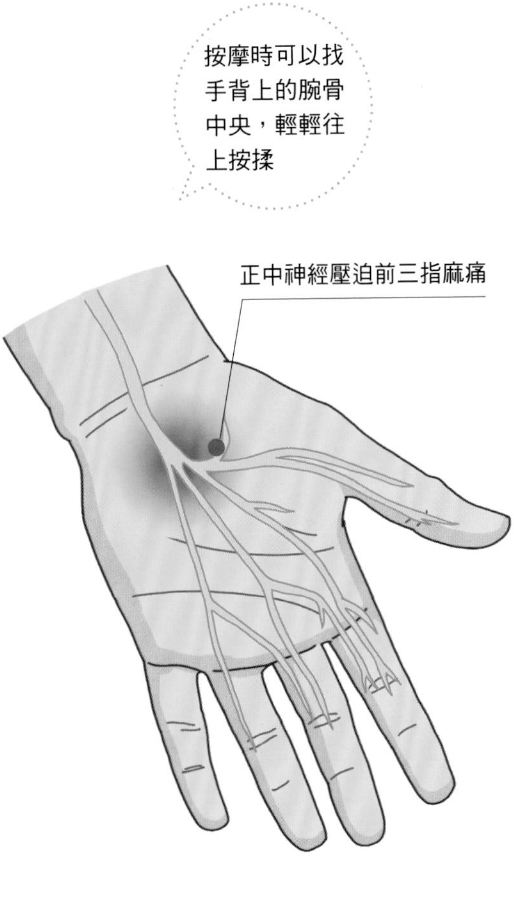
按摩時可以找手背上的腕骨中央，輕輕往上按揉
正中神經壓迫前三指麻痛

解痛攻略

讓手腕有支撐或保護，讓正中神經得到緩解

手腕過度使用，是現代電腦族的普遍問題

說起來，腕隧道症是現代人常見的毛病之一，如果你曾經有過這種問題，除非工作離職或大幅度改變生活型態，否則幾乎無法根治這個毛病。

因為腕隧道症和第五椎引起的手臂酸痛一樣，都是屬於職業傷害，因此，在不改變工作性質的前提下，只有多做體操，適時讓手腕休息，並調整使用手腕的方式和姿勢，才能不讓手腕的正中神經過勞腫脹。

✚馬上減痛法：手腕有支撐點，才能讓正中神經得到緩解

以使用滑鼠的習慣為例，現在很多滑鼠都是光學滑鼠，不需要用滑鼠墊就可以

滑得很順暢，但這樣一來，反而落入手腕沒有支撐點的錯誤姿勢。

多數人在使用滑鼠時，手肘與前手臂是懸空的，支撐力不足，讓手肘有個支撐點，才可以讓正中神經得到緩解。

那麼，怎樣的握滑鼠姿勢才能讓手腕有支撐點呢？其實很簡單，選擇一個適合自己手掌大小的滑鼠，在使用滑鼠時，最重要的一點是，讓你的手腕和手臂有支撐處，才能自然而放鬆的使用滑鼠，而非懸空著，這樣一來，即使是長時間使用滑鼠，也比較不容易因姿勢錯誤而不舒服。

馬上減痛法：讓手腕每2小時休息10～15分鐘

此外，最重要的一點是，每使用滑鼠或手腕約二小時，就應該休息十至十五分鐘，才能遠離可怕的腕隧道症。

如果你是像S小姐這樣，需要使用手腕做精細的工作，像是彩妝師、美甲師等，建議在不需要工作時，就盡量不要使用到手腕，讓手腕休息。

第六椎與手腕是互相影響的

一定有人會有這樣的疑惑，究竟是手腕酸痛造成第六椎壓迫，還是第六椎壓迫影響到手腕？其實，這兩者是互相影響，層層相扣的。

就如同心理影響生理，而生理也會影響心理一樣，頸椎第六椎處於正中神經的起點，而腕隧道則在正中神經的迄點，所以，有時候很難說出到底是誰先開始不舒服的。因此，在體操上，我們便用調整第六椎的方式為主。

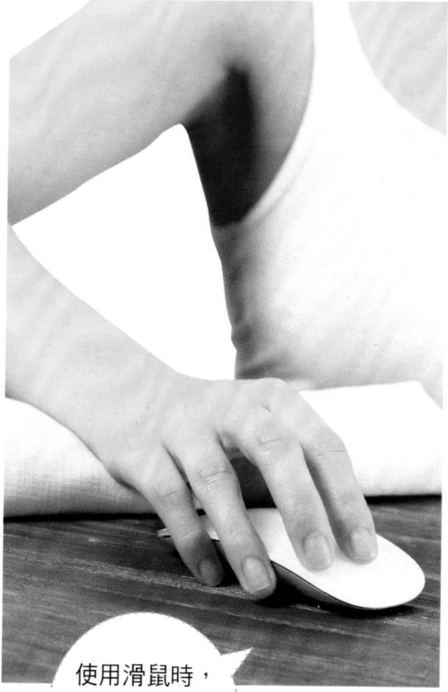

使用滑鼠時，應該讓手肘有支撐點

頸椎回正自癒操

前臂開闔法

1 仰躺，雙腳打開與肩同寬，雙手貼著身體。

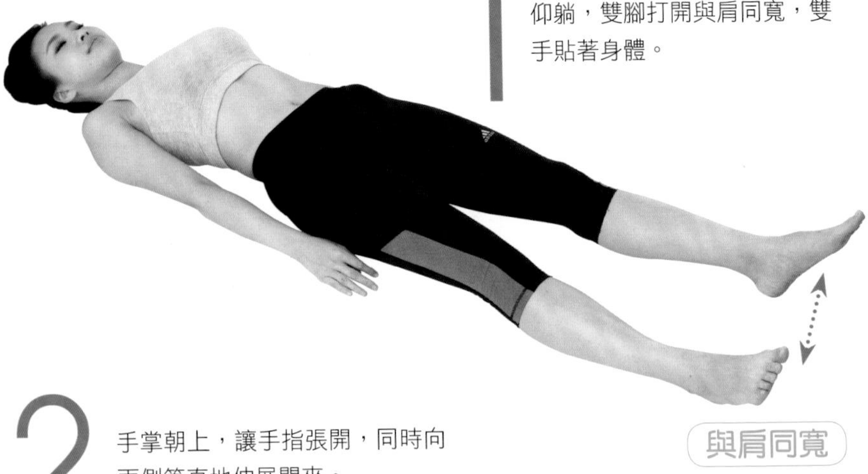

2 手掌朝上，讓手指張開，同時向兩側筆直地伸展開來。

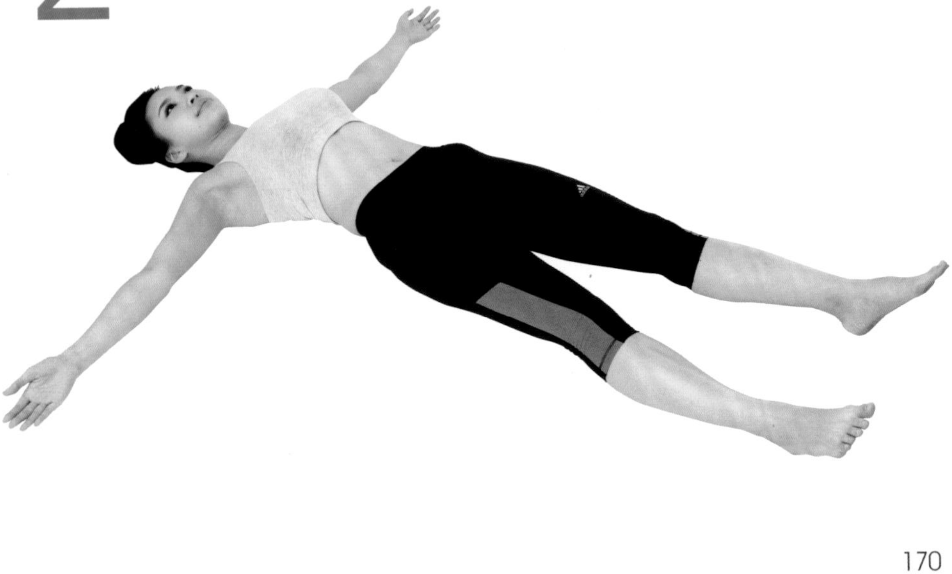

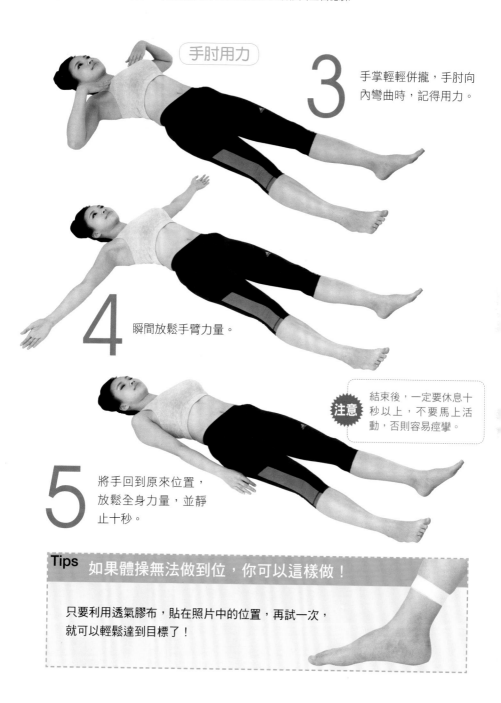

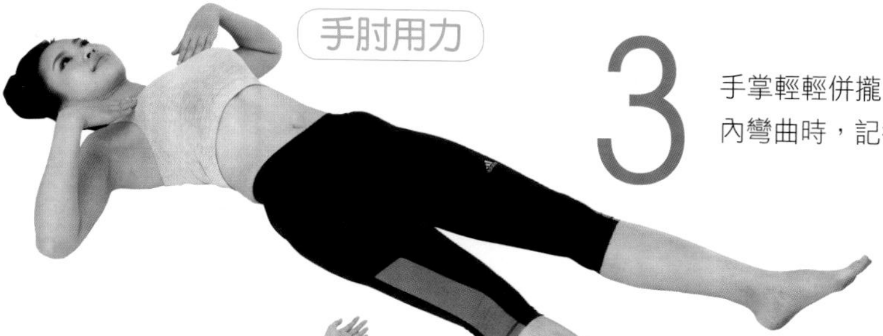

3 手掌輕輕併攏，手肘向內彎曲時，記得用力。

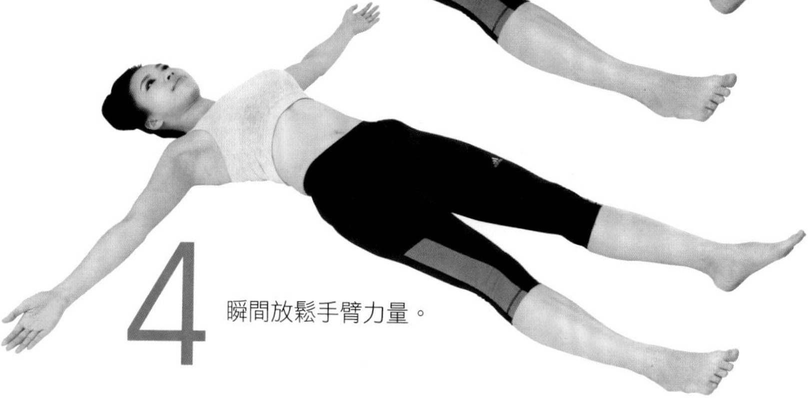

4 瞬間放鬆手臂力量。

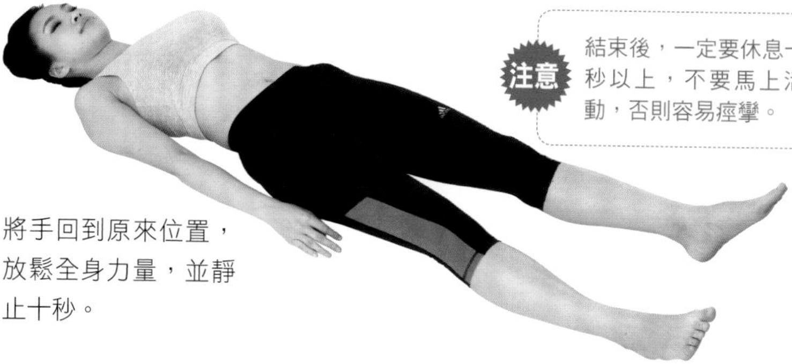

注意 結束後，一定要休息十秒以上，不要馬上活動，否則容易痙攣。

5 將手回到原來位置，放鬆全身力量，並靜止十秒。

Tips 如果體操無法做到位，你可以這樣做！

只要利用透氣膠布，貼在照片中的位置，再試一次，
就可以輕鬆達到目標了！

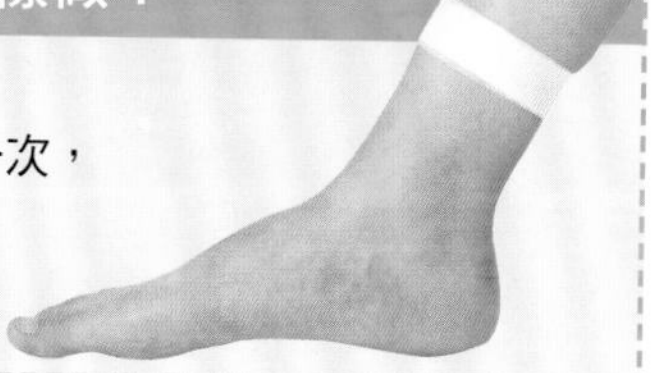

專業操體法

按揉釋放正中神經電流法

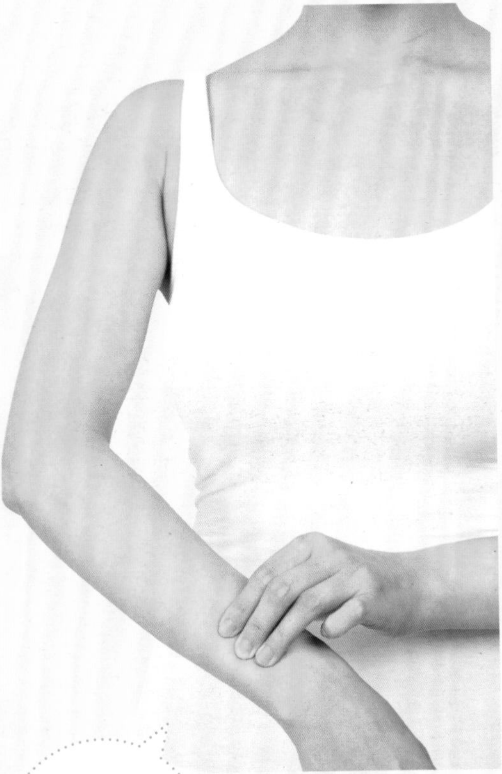

手腕過勞，電流會堆積在正中神經而腫脹。

按揉手腕下方，釋放正中神經的電流

請將你的玉手伸出來平放著，找到手腕上方兩塊突起的骨頭，以此為定位，找到骨頭的中間部位，並延伸至整個前手臂，適度地按揉此處，就能釋放正中神經的電流。

在按揉手腕後，再經過手部的扭轉、調整，會發現，手腕竟然不痛，而頭痛也解除了。

注意：記得，這個動作要由別人來幫忙，因為自己按壓會將作用力抵消，而且力道也要適中，不要太過用力，以免反而更痛，所以，調整的部分建議由專業的老師操作、處理。

TIPS 1

日常小物自救法

黃銅線繞一繞
銅離子釋放正離子，讓神經傳遞加速

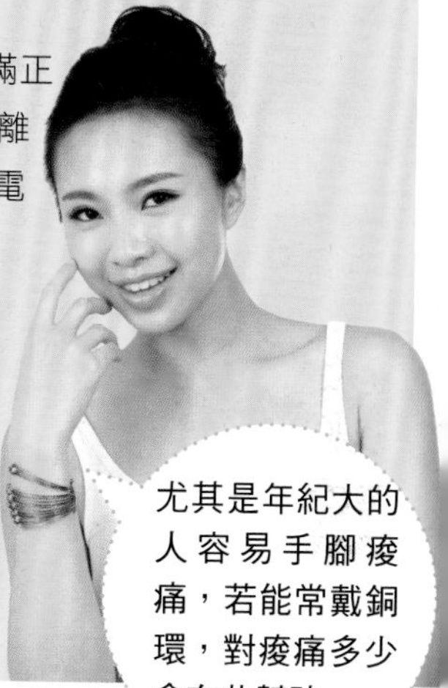

在人體中，有許多正負離子，我們的表皮外側布滿正離子，而體內則充斥著負離子，負離子使人平靜，正離子使人感到緊繃，而正離子愈多，體溫會昇高，使得電流傳導變慢、神經反應遲鈍。

銅離子可吸收空氣中的負離子並釋放表皮的正離子，能讓神經傳遞加速，使得關節酸痛麻痺的形成原因消失。但是，怎麼樣才能取得銅離子呢？

我們可以學學古埃及人，戴個黃銅製的手環、腳環。可以到五金行買截電線，剝去外皮，把黃銅線隨意做成手環，手酸套手、腳酸套腳。

尤其是年紀大的人容易手腳痠痛，若能常戴銅環，對痠痛多少會有些幫助。

TIPS 2

小知識

B 群可鎮定神經系統

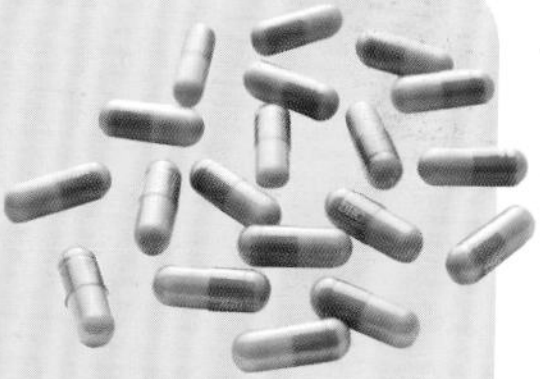

有時，神經為了能在時限內做好訊息傳遞，導致能量消耗過多，而在人體內用來鎮定神經系統的鎂，在這個時候，只有自我犧牲，不斷地供給。我們來個英雄救「鎂」，誰才是英雄呢？維他命 B1、B6、B12 是也，上述的維他命可以直接影響鎂的吸收，並將氮轉為氨基酸，使血紅素提高、增加含氧量，讓鎂與蛋白脢的作用加強，對於代謝、組織合成、蛋白質的修護都能加速，厲害吧！

平時若想要緩解腕隧道症，每天只需服用 50 毫克左右的維他命 B 群，並持續大約四至七天即有不錯的效果。

補充 B 群可有效緩解腕隧道症

手腕無法側轉

手腕無法側轉的問題，多數是由大拇指施力不當造成的，當我們試著把大拇指綁起來時，會發現連手腕側轉都有困難。而大拇指痛到不能彎，就和第六椎一樣，必需從日常生活改變做起，才能解決第七椎壓迫的狀況。

症狀　大拇指不能以一擋十

當大拇指受傷時，我們就會發現手掌使用起來非常彆腳，也很不方便，而手腕甚至無法側轉，拿東西也十分不方便。有些人在使用掃把、剪刀或提重物時，習慣只用大拇指施力，長期下來，會使大拇指受傷，甚至造成肩膀酸痛。

主、副症狀分析評量
勾選看看你也有同樣的症狀嗎？

主症狀

- □ 大拇指疼痛
- □ 肩膀痛

副症狀

- □ 火氣大
- □ 容易疲勞
- □ 感冒
- □ 睡眠品質差

哪種人是危險群？

- □ 勞動工作者
- □ 要透過手部經常性運作的人，例如：百元快剪手、清潔業者等

第7椎

這些現象都在告訴你，是第七椎被壓迫了！

Check！特徵　大拇指痛到不能彎

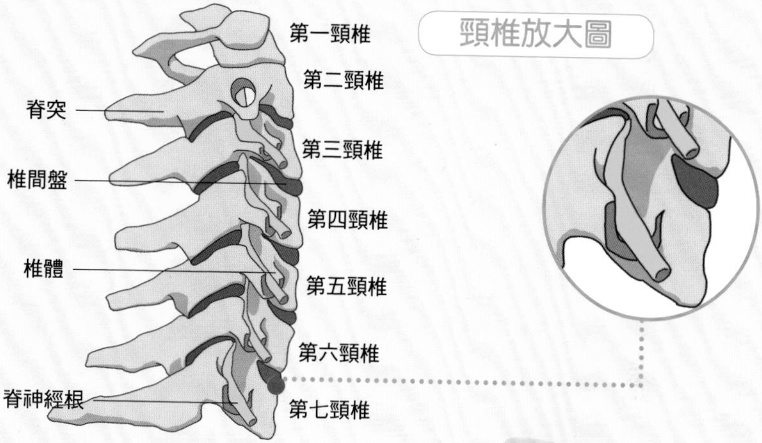

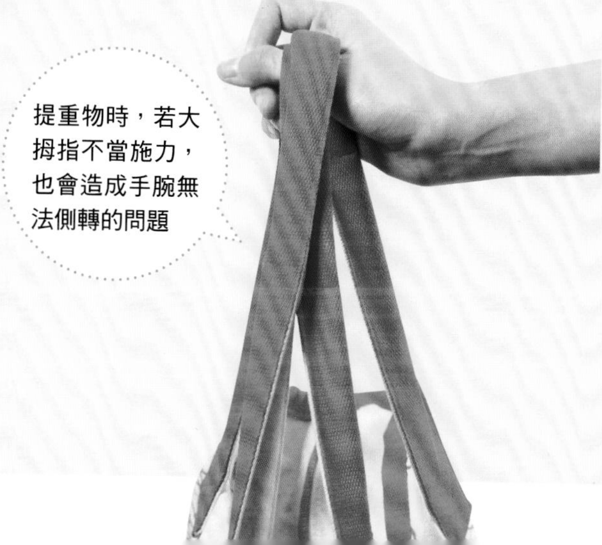

實證故事

嚴重潔癖，造就名副其實的「跪」婦命

富貴身、勞碌命的貴婦，見不得一點髒

莉莉夫人經常戴著時尚墨鏡，拎個名牌包，穿著時髦的迷你裙。大家一看到莉莉夫人，總會說：「貴婦來了！」她有個企業家老公，家境優渥的她不需為了五斗米奔波，只要在家指揮傭人打點家務就行。

可是，她是富貴身、勞碌命，也是個名副其實的「跪」婦。為什麼呢？因為莉莉夫人見不得一點點髒，每天都花很多時間在清潔環境。

每天花很多時間在清潔工作，就算全身酸痛都不在乎

她家那堪稱豪宅的地板，她都是一吋一吋地跪在地上用抹布擦，就連防盜窗也

是一格一格擦。經常這麼一忙就是好幾天，一停下來，她就覺得肩膀酸痛，手也疼，但是，莉莉夫人做事就是要做到最完美。

對她來說，這些酸痛都不礙事，只要看到家中乾淨得像樣品屋，就讓她覺得舒服。

老公送的名車，反而使她的清潔工作加劇

有一年，莉莉夫人生日，老公特別送上一台進口名車。旁人都羨慕不已，直誇她命好。想不到，這個禮物竟然加重了莉莉夫人的清潔業務。車子的裡裡外外，就連名車的mark鋼圈，她都不假手他人，擦得晶亮、乾淨。人家是過年前大掃除，她是天天都擦得一塵不染。

直到有一天，她的大拇指愈想出力愈使不上力，肩膀疼痛愈來愈強烈，而且手腕也不太能動，稍微側轉就會很痛。

若問起莉莉夫人疼痛的詳情，她也說不出是哪個點不舒服，只知道就是會痛。

明知道過度操勞會引起第七椎壓迫，卻怎麼也改不了愛乾淨的習慣

當莉莉夫人睡也睡不好，而且連每天一定要進行的擦地板都做不來時，這才乖乖地尋找解決的方法。

嚴格說起來，這情形並不是莉莉夫人第一次遇到，也不是第一次接受治療。她自己也很明白，原因是自己的操勞而影響到頸椎第七椎，但她雙手一攤：「沒辦法啦，叫我看到髒亂不整理，我真的受不了啦！我真的是貴婦命，跪婦身啊！」

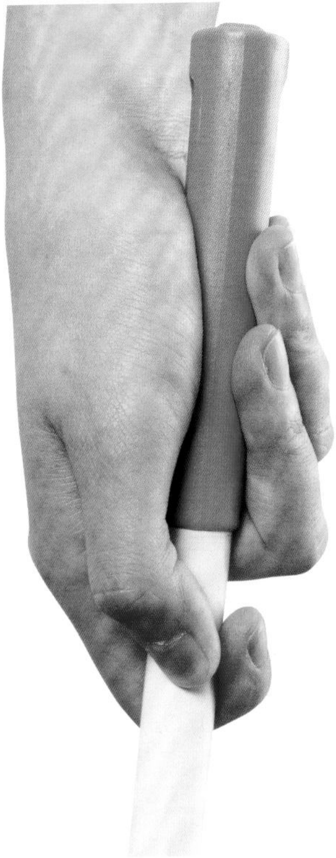

有嚴重潔癖，且時常使用掃把等清潔用具的人，容易有第七椎壓迫的問題

檢查痛源

手腕無法側轉是第七椎壓迫的現象

職業與生活習慣皆有關聯的第七椎被壓迫

若仔細觀察造成第七椎壓迫的原因，會發現這些人大多有過度使用大拇指的問題，而常使用大拇指的原因，不外乎工作和清潔打掃，以及提取重物等，因此，大拇指會不會疼痛，是第七椎是否受到壓迫的重要指標。

自我檢查2段法：原來問題出在第七頸椎被壓迫了

步驟1 大拇指不舒服，甚至舉不起來嗎？

第七椎的終點會來到大拇指，在自我檢查時，可以動動我們的大拇指，若會覺得疼痛或舉不起來，就表示第七椎出了問題。

步驟2 雙手平舉時，手腕無法上下轉動嗎？

接下來，試著把雙手平舉，並上下轉動你的手腕，會發現在轉動手腕時，會覺得疼痛、無法上下轉動，連屈曲都有困難，這也是第七椎受到壓迫的症狀。

＋自我檢查

步驟 1 **大拇指不舒服，甚至舉不起來嗎**

動動大拇指，會覺得疼痛，甚至舉不起來。

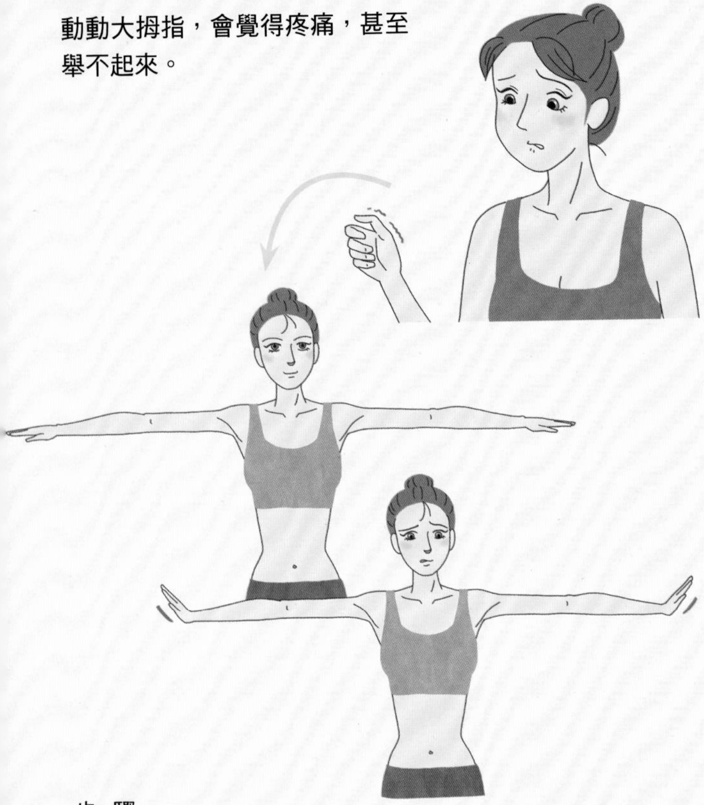

步驟 2 **雙手平舉時，手腕無法上下轉動嗎？**

平舉兩手手臂，再將手腕彎曲，會發現手腕處有酸痛感。

問題出在哪

大拇指用力造成肩膀肌肉緊縮，接著就壓迫到第七椎

無知帶來的酸痛，總得痛到深處才知錯

絕大多數的人遭遇到與莉莉夫人相同的症狀時，雖然有部分原因是他們愛勞碌、施力不當，但說起來，實在是他們不知道有些動作是在挖坑給自己跳。

大拇指、肩膀與手腕，環環相扣，造成可怕的疼痛循環

當我們的大拇指要用力時，肩膀的肌肉也要跟著提縮，如果手指過度勞累或扭到時，會變得無力，但是，除非把大拇指完全固定住，否則，當我們的手腕又得執行各種動作時，猜猜看，誰要出比較多力？苦主正是肩膀。

當已經受傷的大拇指要出力時，肩膀得更用力，所以更容易勞損，久了就容易壓迫到第七頸椎。從此，可怕的惡性循環就這麼開始了。到最後，肩膀和大拇指、手腕，大夥一起無力、一起痛。

看到這裡，或許又會產生和第六椎一樣的疑問，到底是頸椎影響到大拇指，還是手指痛影響到頸椎呢？其實都有可能。

扭傷大拇指，也可能牽連到第七椎

若平常的工作就常過度使用大拇指，也會造成上述的疼痛現象，也有人純粹是在施力時，貪圖一時方便，而扭到了大拇哥，這種狀況也容易反過來牽連到頸椎。

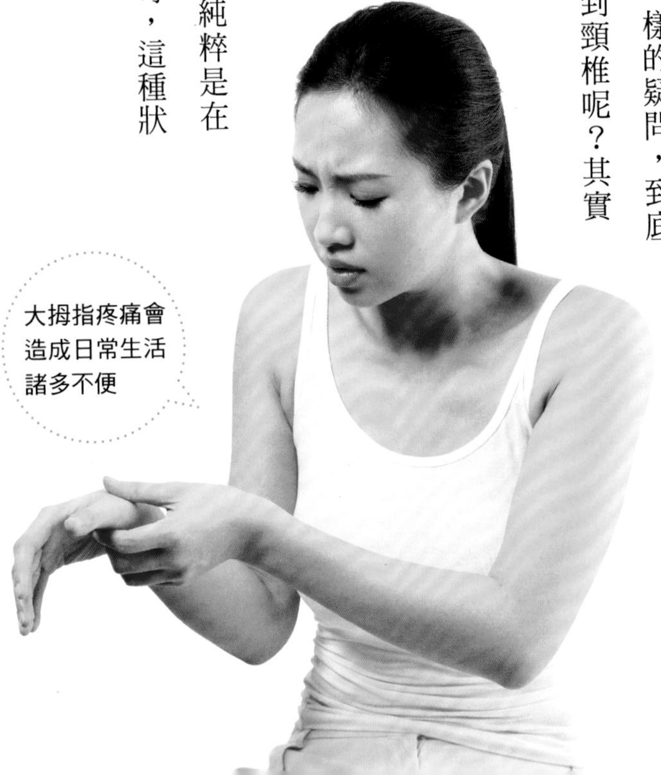

解痛攻略

改變使用手指習慣，才能徹底解除第七椎壓迫

缺了大拇指，手腕行動會非常不便

或許有些人覺得大拇指動不了，還有其他四指可以分憂，而輕忽了大拇指疼痛的問題，但是，可別小看我們的大拇指，如果試著把大拇指綁起來不動，會發現很多事都做不來，而且，就算不使用它，在用其他四指時，也會連帶牽連到大拇指的肌肉，而使它感到疼痛，誰讓它是手指中的一哥呢？我們真的無它不可。

利用人肉單槓機制，鬆開被壓迫的第七椎

如果我們以體勢釋放的方式來處理第七椎受到壓迫的問題，就要啟動人肉單槓

機制，患者只需平躺著，把手高舉後，想像自己正在吊單槓開始朝向身體的方向往下拉，來回幾次後，馬上就能鬆開被壓迫的頸椎，並立即緩解肩膀與手指頭的疼痛。

這是因為當我們的手往下拉動時，這動作像是在吊單槓的模樣，可以鬆開頸椎與肩骨的連結點，而這裡正是頸椎第七椎的位置，只要挪開些空間讓第七椎得以舒緩、不被壓迫，自然就能解除疼痛了。

不過，人肉單槓這個動作，必須由專人來幫忙拉手，是自己做不來的，建議由專業的人士來協助，因為這牽扯到拉扯的力量和角度，不建議一般人來操作，否則有可能造成反傷害，反而扭傷身體的其他部位。

✚馬上減痛法：放鬆連結第七椎的鐃側神經，可利用按壓合谷穴

在我們的腕骨側邊，有一條鐃側神經，它一端連結的是第七頸椎，另一端則是合谷穴的部位。因為頸椎不適合直接按壓，所以，適度地按揉合谷穴也可以有效果。

另外，適度按摩合谷穴還能降火氣，尤其對上夜班或經常熬夜者都可以有不錯

的效果，此外，按壓合谷穴也對睡眠品質有所助益。

平時多保健，有時睜一隻眼閉一隻眼，才能讓手腕多休息

關於第七椎受到壓迫的問題，平時除了操體和體操的保健措施以外，對於患者來說，應該要從日常生活中做些改變。

如果你是因為自身的潔癖而造成打掃過度，那麼，多給自己一些喘息的空間，對環境清潔的標準偶爾放低一點，相信我，窗戶上有一點點小灰塵，並不會影響生活品質，而地上的小湯汁汙點，也不會令人生病的。

而如果是因為工作習慣造成的手腕無法側轉，那麼，就像前兩椎提到的一樣，若無法轉換工作性質，那麼，就只能藉由平時保健，讓手指多休息來做養護了。

頸椎回正自癒操

手掌直立法

1 仰躺，雙腳打開與肩同寬，雙手貼著身體。

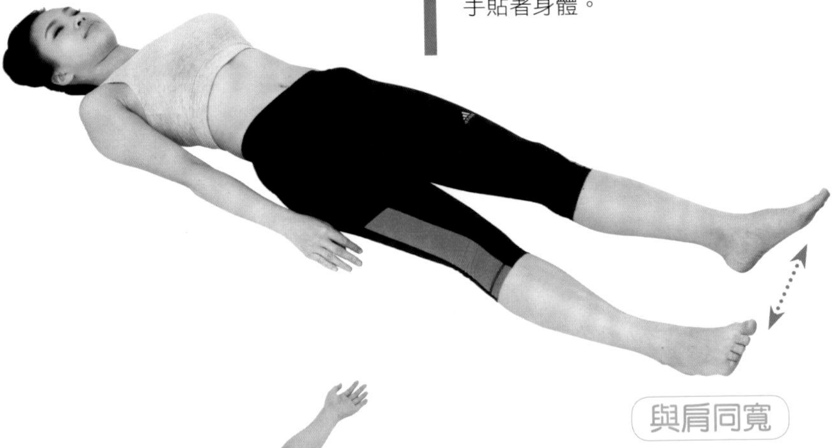

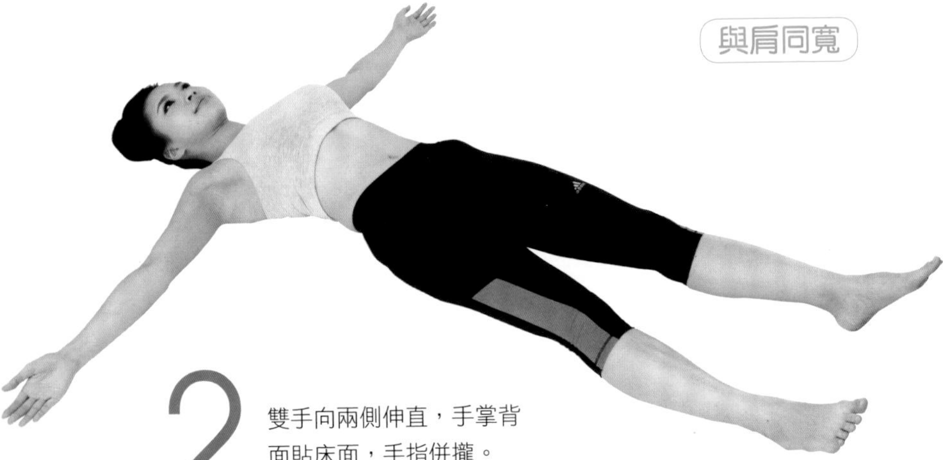

2 雙手向兩側伸直，手掌背面貼床面，手指併攏。

手腕向上翻

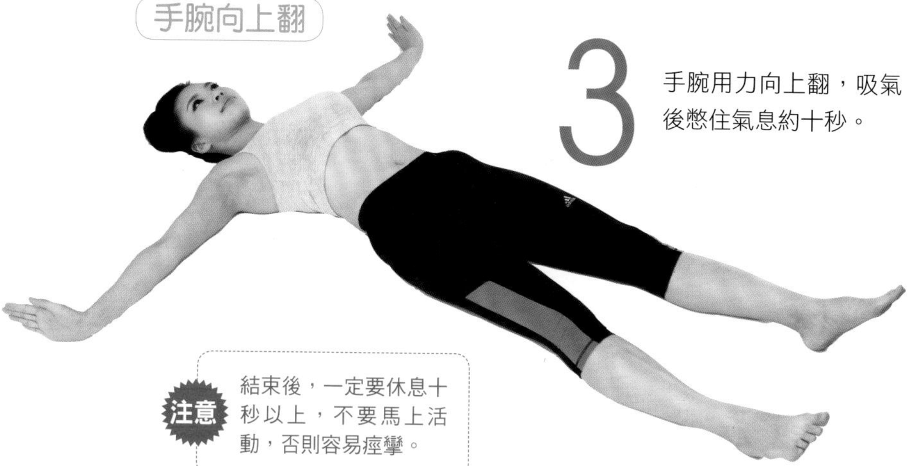

3 手腕用力向上翻，吸氣後憋住氣息約十秒。

注意 結束後，一定要休息十秒以上，不要馬上活動，否則容易痙攣。

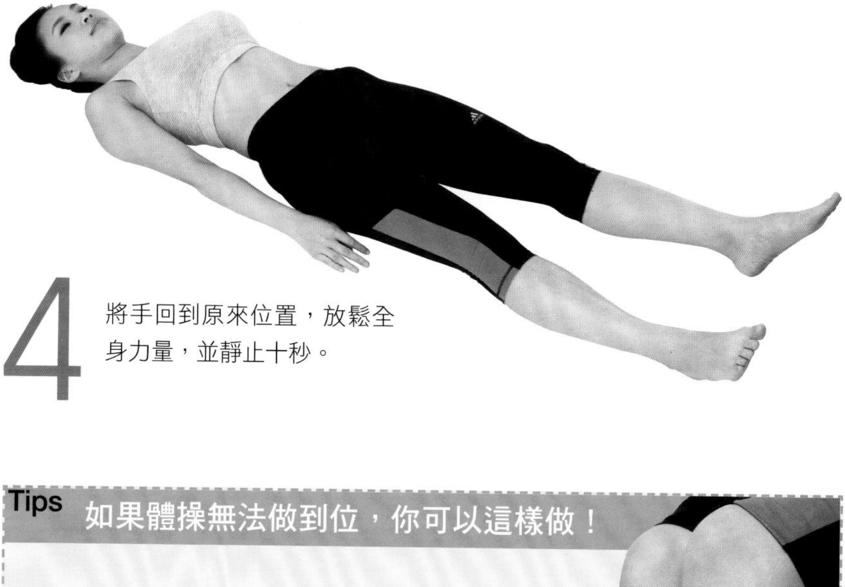

4 將手回到原來位置，放鬆全身力量，並靜止十秒。

Tips 如果體操無法做到位，你可以這樣做！

只要利用透氣膠布，貼在照片中的位置，再試一次，就可以輕鬆達到目標了！

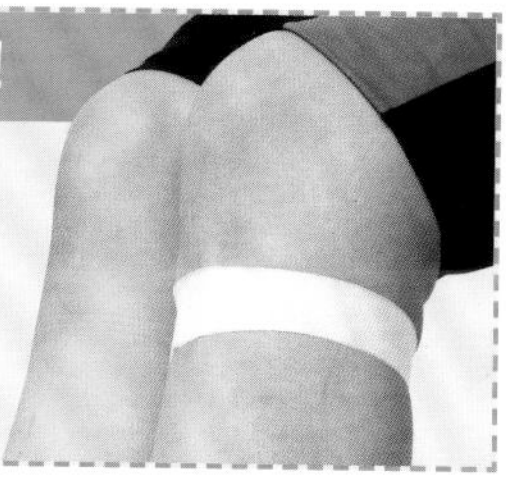

專業操體法

合谷穴放鬆法

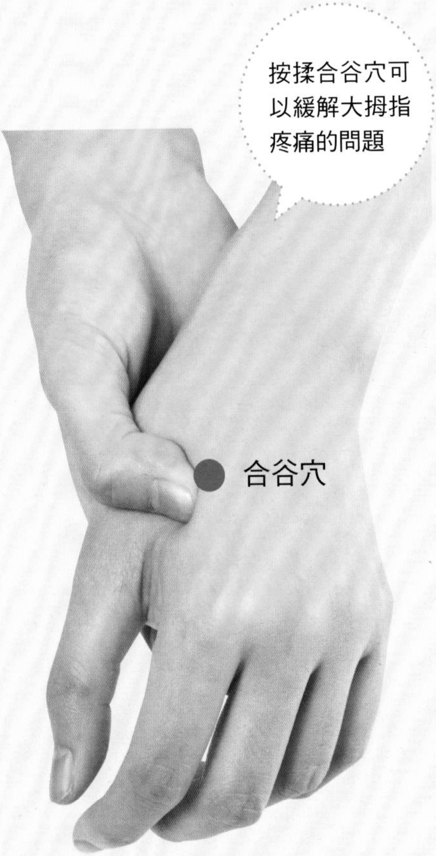
按揉合谷穴可以緩解大拇指疼痛的問題
合谷穴

按壓合谷穴，緩解第七椎壓迫

在上述的解決之道中，我們提到要緩解第七椎壓迫，需要做個人肉單槓，但這並不是自己或親友可以幫忙操作的，那麼，如果無法找到專業的醫生該怎麼辦呢？沒關係，當然有自己可以操作的方法，也就是按壓位於虎口附近的合谷穴。

操作的方法很簡單，找出大拇指骨和食指骨的交接凹陷處，往食指的方向按壓下去，若會覺得酸痛的感覺，那就是合谷穴了。

按壓的時間和力量不用太大，通常只要輕輕按壓個幾秒鐘，就會有效果了。

TIPS 1

日常小物自救法

轉轉手腕，酸痛不再煩

在日常自救法上，其實只要在大拇指疼痛時，轉轉你的手腕，就可以讓疼痛得到緩解了。

方法很簡單，用一手的食指、中指和無名指，按壓在另一手的手腕處，並輕輕地轉動它即可。

至於轉動的力道呢？當然也是輕柔、以手腕不感到過度疼痛為主就好了，千萬不要過度扭轉手腕，以免緩解不成，反而造成手腕扭傷喔！

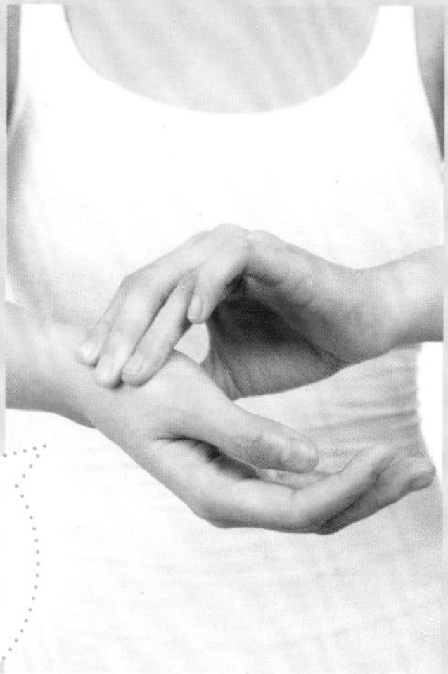

輕輕轉動手腕，就可緩解手腕無法側轉的問題

TIPS 2

小知識

不能徹底解決的手腕無法側轉，以不疼痛為最高原則

第五椎到第七椎的壓迫問題，除非轉換生活環境，否則幾乎是無法根治，因此，第七椎壓迫的問題，只要能到達到不疼，就算是很厲害了。

在正常情況下，每隻手都有五根手指，合起來看似乎不怎麼重要，我們老是以為就算其中一根手指受傷，也可以用其他指代替。其實，手指們各司其職，而身為手指一哥的大拇指更為重要，因此，在使用手指時，要注意使力時應該平均分配，不要只用某根手指，才不會在長期受力不平均下，讓大拇指受傷。

Chapter 4

專家解答

自我檢測升級

肩頸酸痛專用貼紮術總整理

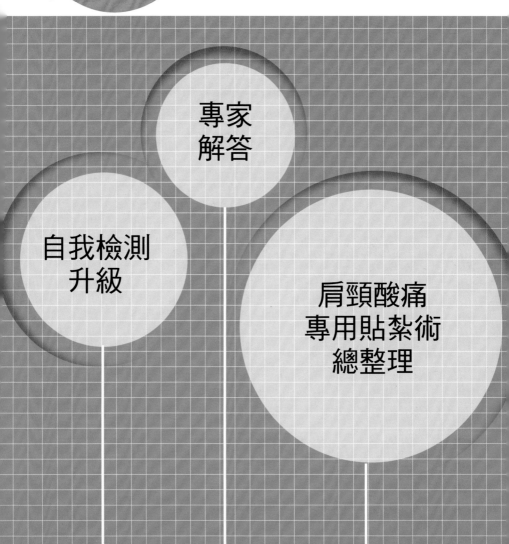

讀者Q&A

Q1 如果我的床是很軟的床墊，適合做體操嗎？

A：如果床墊太軟，比較不建議在上面做體操喔，因為有些動作需要運用手臂的力量撐起身體，如果床太軟了，可能會使施力部位下陷，這時，可以買張瑜珈墊，放在地板上進行運動即可。

Q2 我的症狀很嚴重，每天多做幾次，會不會比較快好？

A：只要照著書內的運動步驟，每天一次就夠了，就像「多食無益」一樣，我們的身體感受有限，所以多做也不會比較有效。

Q3 運動做了幾次，酸痛果然不見了，但停止了幾天後，又會覺得酸痛，這表示運動根本沒有效果吧？

A：其實，這並不是表示運動沒有效果，就是因為有效果，才會不痛的，不是嗎？那麼，為什麼又會開始痛呢？追根就底起來，全都是因為生活習慣的問題，若酸痛老是反反覆覆，就請徹底檢查自己的生活習慣吧！

頸椎的Q&A

Q1 既然知道我的頸椎是哪椎有問題，乾脆直接找醫生開刀，比較一勞永逸？

A：在還沒有發生病變前，不管是頸椎或任何椎體，會出問題有絕大部分是習慣、姿勢造成，這些都是可以藉由改變生活習慣改善的，若可以用非侵入式的方式改善，為什麼要去挨一刀呢？不過，若還有其他疑慮，還是應該由專業的醫生治療喔！

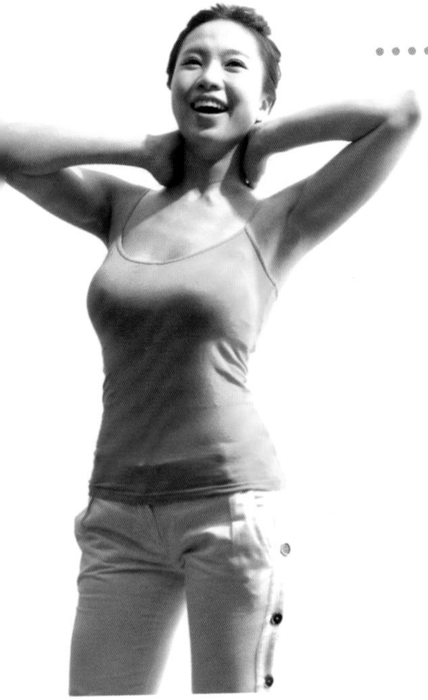

Q2 看這些症狀描述，感覺我的頸椎每一椎都有問題耶，是真的嗎？

A：別懷疑，這是真的，頸椎是環環相扣的，就像骨牌一樣，第一個倒了，第二個很有可能會跟著倒，因此，當第一椎出問題，通常第二椎也逃不掉，所以，我們設計的整套運動是讓你從第一椎做到第七椎，這樣才能徹底解決頸椎的問題。

Q3 有些操體註明「非專業人士不要嘗試」，但我會小心點，所以自己施作也沒有問題？

A：既然已經說明是最好不要自行操作的操體，就盡量避免這麼做，除非你是受過訓練的專業人員，否則誤傷了自己的身體，這樣反而得不償失呢！

"操體法"是提供給已經從事身體治療的專業人士參考用。

Q4 我做自我檢查的運動時，發現似乎好多椎都有問題，但我明明就沒有那些症狀啊？

A：症狀的輕微與否，和我們自己本身的感受度有關，再者，有些人對於疼痛的耐受度比較高，所以就算椎體已經出問題了，他也不會覺得痛。還有些人是已經習慣那些疼痛了，甚至是痛太久，對於這些疼痛早已麻木了。不管如何，只要自我檢查有狀況，就應該好好的做運動才是。

Q5 為什麼書中都說要輕柔地按呢？這樣會有效嗎？

A：「用力按」屬於矯正，是斷筋斷骨、嚴重變形時，由專業醫師施作才行，如果我們一般人隨意用力按，沒有專業知識，反而會因為反作用力的結果，造成施做的一方有可能受傷。

本書中傳遞的是「輕輕按」，屬於誘發引導的方式， 只要受力的位置正確，輕柔的力量就可以達到效果了，這種養生保健的目標，是越舒服效果越好。

神奇貼紮術

Q1 第一椎的運動老是覺得做不到位，該怎麼辦？

A：只要利用透氣膠布，貼在照片中的手腕位置繞纏三圈，再試一次，就可以輕鬆達到目標了！

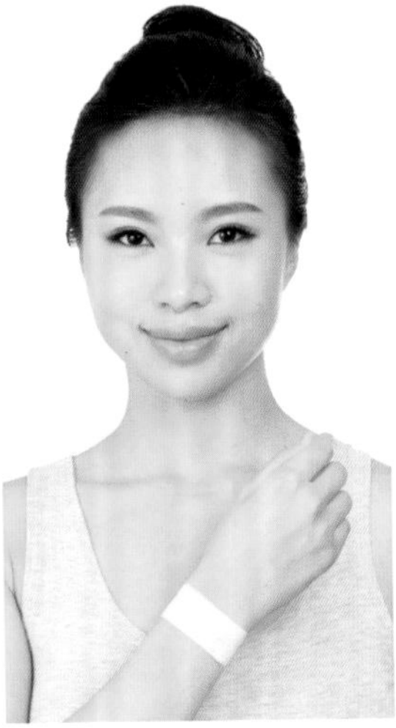

Q2 第二椎的運動老是覺得做不到位，該怎麼辦？

A：在手掌區利用透氣膠布，貼在照片中的位置同樣繞纏三圈，再試一次，就可以輕鬆達到目標了！

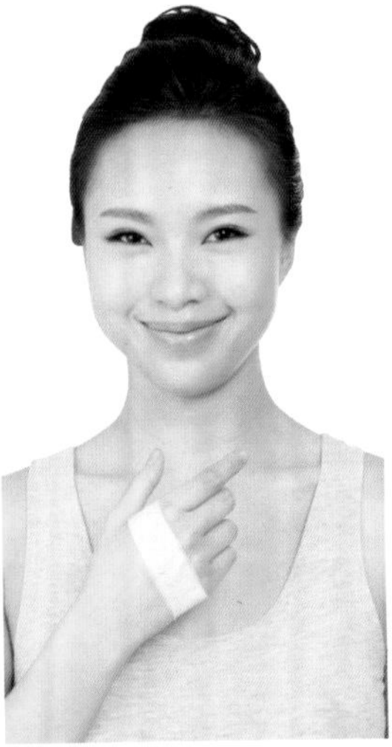

輔助你的運動神經，從舉止僵硬變成活動自如的身體

Q4 第四椎的運動老是覺得做不到位，該怎麼辦？

A：只要利用透氣膠布，貼在下巴中的位置，再試一次，就可以輕鬆達到目標了！

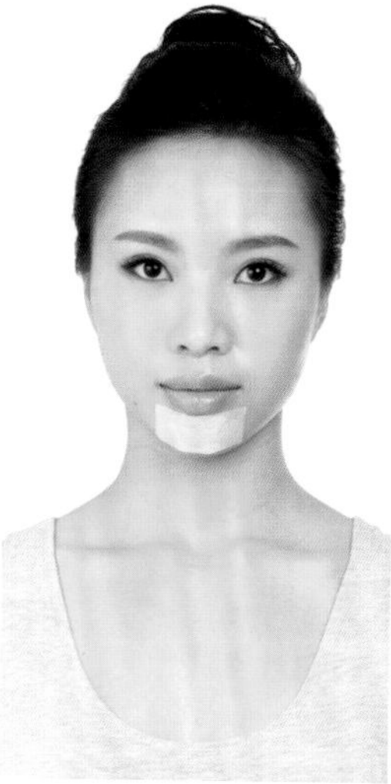

Q3 第三椎的運動老是覺得做不到位，該怎麼辦？

A：這時候只要利用透氣膠布，貼在照片中的位置手肘前，再試一次，就可以輕鬆達到目標了！

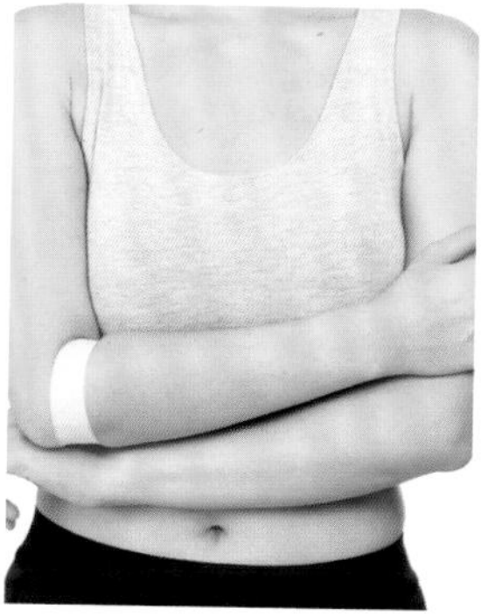

Q5 第五椎的運動老是覺得做不到位，該怎麼辦？

A：只要利用透氣膠布，貼在照片中的位置，再試一次，就可以輕鬆達到目標了！

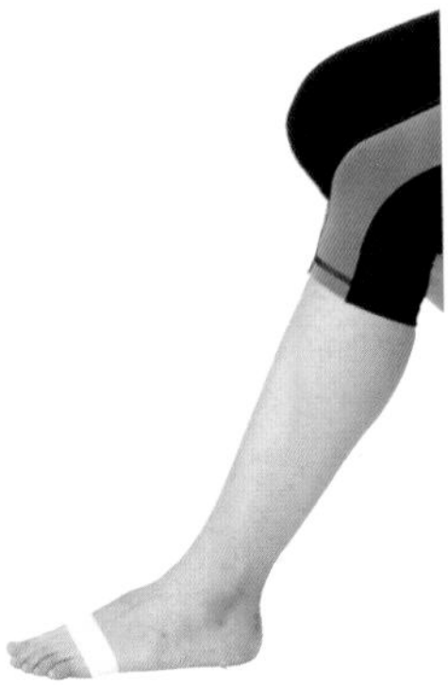

Q6 第六椎的運動老是覺得做不到位，該怎麼辦？

A：只要利用透氣膠布，貼在照片中的位置，再試一次，就可以輕鬆達到目標了！

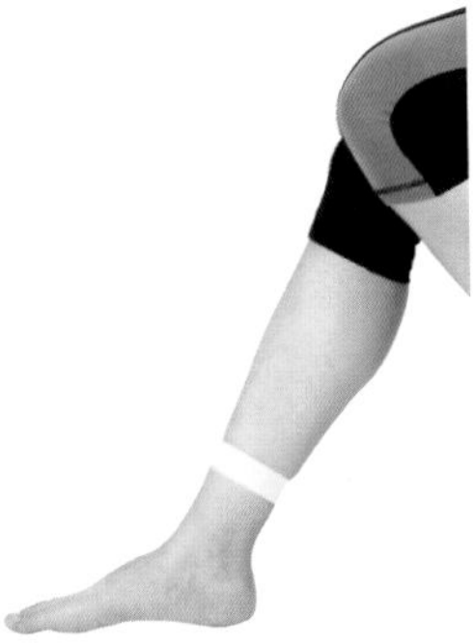

Q7 第七椎的運動老是覺得做不到位，該怎麼辦？

A：只要利用透氣膠布，貼在膝關節彎處下方，再試一次，就可以輕鬆達到目標了！

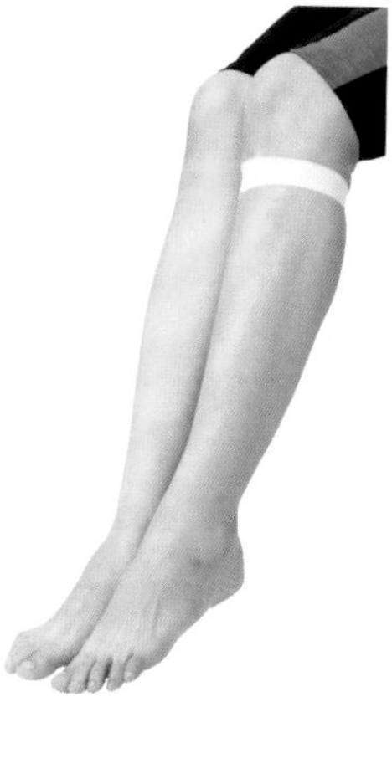

你身邊的人除了肩頸酸痛，是否還有腰痛的其他問題？

腰部有多條經絡貫通，腰椎若沒有保養好，會直接影響到內臟，所以腰椎不好的人，往往會從腰痛演變成身體內部的疾病。

並不是因為年紀大的人，才會有腰椎毛病，當體質不健全、用力錯誤，都是腰椎壓迫的危險族群，一般來說，以下三個原因都是容易造成腰痛的情況：

①跌打損傷與腎氣不足。

②腰部比頸部更容易受涼，造成循環不良而腰痛。

③生活中身體施力錯誤，造成椎間盤壓迫。

現在，就來看看，你的腰椎是否有問題？

動作 1 垂直抬起你的腿

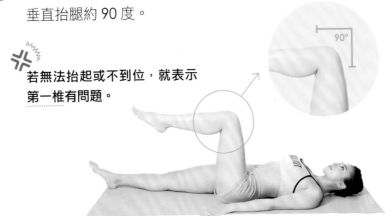

垂直抬腿約 90 度。

若無法抬起或不到位，就表示第一椎有問題。

動作 2 橫向抬起你的腿

躺在床上，將腿橫向垂直抬起 90 度，試著緊貼床面。

若無法抬起或不到位，就表示第二椎有問題。

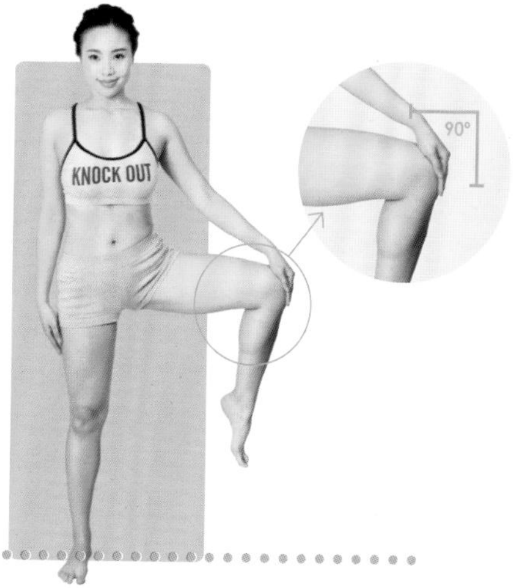

動作 2 曲腿再伸直

躺在床上，往上並曲起 90 度，再往上舉直。

若無法伸直或不到位，就表示第三椎有問題。

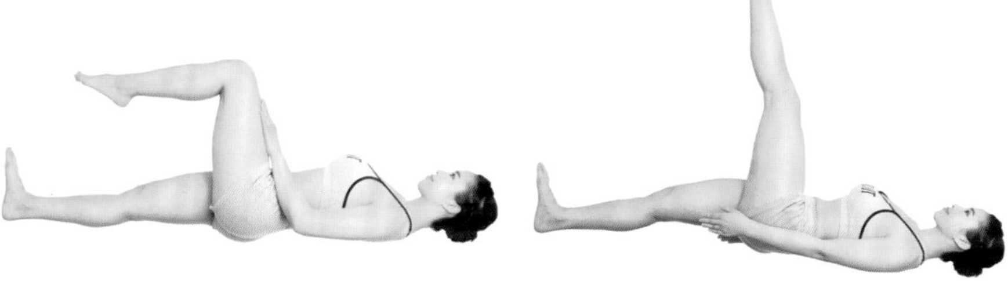

動作 4 腳直伸，再翹起腳板

躺在床上，舉腳往上伸直，翹腳板。

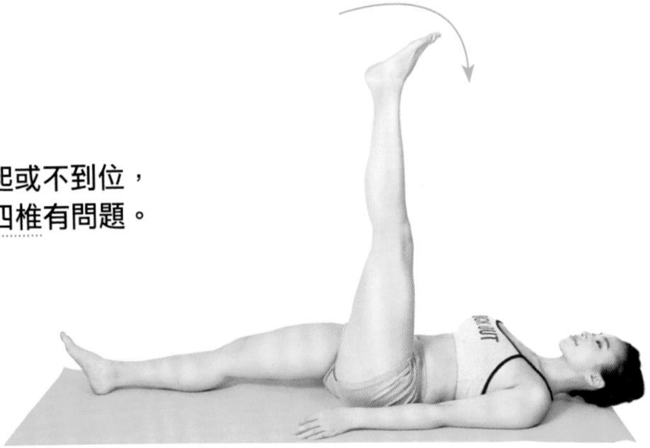

若無法翹起或不到位，
就表示第四椎有問題。

動作 5 腳直伸，再打直腳板

腳直伸出去，但把腳板打直，
而不是翹起來。

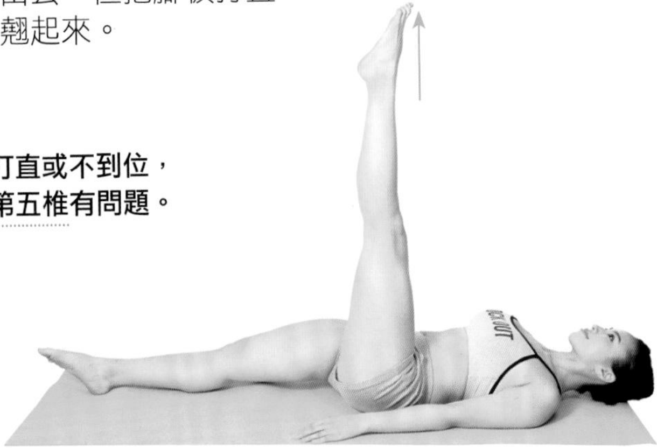

若無法打直或不到位，
就表示第五椎有問題。

薦骨上半部 轉轉你的腳盤

腳伸直，腳盤（是指整個腳掌，尤其是靠近腳踝處）能夠輕鬆的轉動。

若腳盤無法轉動或不到位，就表示薦骨上半部有問題。

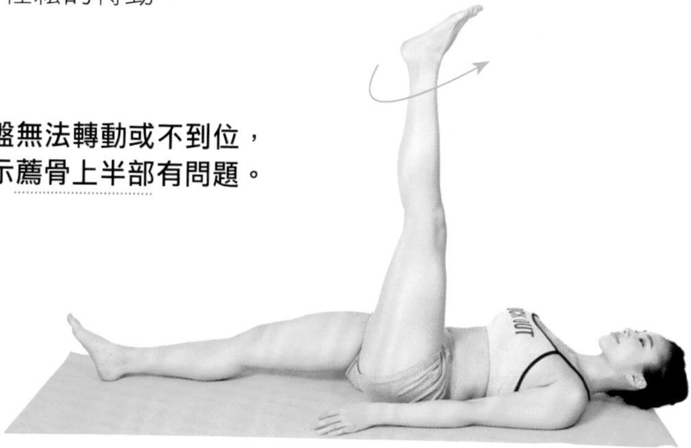

薦骨下半部 彎曲你的膝蓋

輕鬆的彎曲膝蓋。

若無法彎曲或不到位，就表示薦骨下半部有問題。

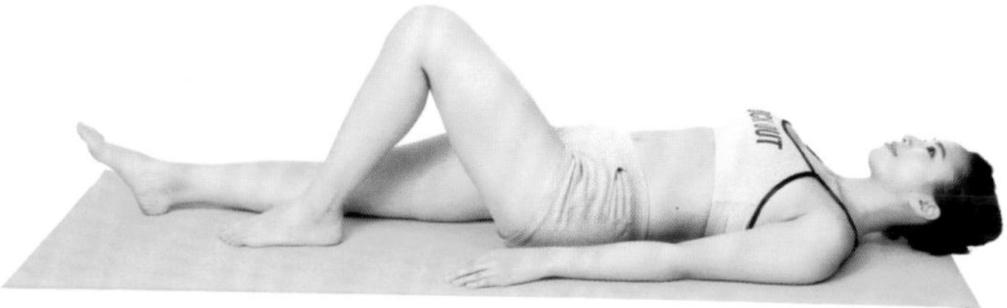

Note

Note

國家圖書館出版品預行編目資料

頸椎回正神奇自癒操最新修訂版 / 黃雅玲　作
初版. -- 臺北市：樂知股份有限公司, 2017.02
面；　公分
ISBN　978-986-94379-1-2（平裝）
1.頸椎退化性疾病　2.健康法

416.612　　106001460

頸椎回正神奇自癒操最新修訂版

作　者　黃雅玲
監　修　董振生
封面設計　比比司工作室
內文設計　何仙玲/ 李佳雯
內文插畫　陳川玉
模特兒示範　蔡昀潔（飛馬娛樂）
總 經 理　李亦榛
特　助　鄭澤琪

企劃編輯　張艾湘
出版公司　樂知事業有限公司
辦公地址　台北市大安區光復南路692巷24號1樓
電　話　02-27550888
傳　真　02-27007373
E-MAIL　sh240@sweethometw.com

台灣版SH美化家庭出版授權方
IESG
凌速姊妹 (集團) 有限公司
In Express-Sisters Group Limited

公司地址　香港九龍荔枝角長沙灣道883號億利工業中心3樓12-15室
董事總經理　梁中本
E-MAIL　cp.leung@iesg.com.hk
網　址　www.iesg.com.hk

總經銷　聯合發行股份有限公司
地　址　新北市新店區寶橋路235巷6弄6號2樓
電　話　02-29178022

製　版　彩峰造藝印像股份有限公司
印　刷　勁詠印刷股份有限公司
裝　訂　祥譽裝訂股份有限公司

定價 新台幣299元
修訂版2022年2月第五刷